本草入膳

冯兴中 陈若菲 主编

青岛出版集团 | 青岛出版社

图书在版编目（CIP）数据

本草入膳 / 冯兴中， 陈若菲主编 . -- 青岛： 青岛出版社， 2024. -- ISBN 978-7-5736-2872-5

Ⅰ. R247.1

中国国家版本馆CIP数据核字第2024ER3841号

《本草入膳》编委会

主　　编　冯兴中　陈若菲

副 主 编　王晓妍　章　力　李俊萱　刘云达

书　　名　本草入膳
BENCAO RU SHAN

主　　编　冯兴中　陈若菲

出版发行　青岛出版社

社　　址　青岛市崂山区海尔路182号（266061）

本社网址　http://www.qdpub.com

邮购电话　0532-68068091

责任编辑　王秀辉　张　钰　单俊林

视觉设计　崔恒祥

照　　排　玖玥菁华（山东）文化传媒有限公司

印　　刷　青岛时代色彩文化发展股份有限公司

出版日期　2024年12月第1版　2024年12月第1次印刷

开　　本　16开（710毫米×1010毫米）

印　　张　13.5

字　　数　180千

书　　号　978-7-5736-2872-5

定　　价　88.00元

编校印装质量、盗版监督服务电话：4006532017　0532-68068050

目录 CONTENTS

第一章 · 中医食疗溯源

第二章 · 各类食疗食材介绍

第三章 · 十种体质的食疗

第四章 · 四季食疗调养

第五章 · 重点人群食疗方案

第六章 · 常见疾病的食疗方案

第七章 · 经典药膳食疗介绍

附录

第一章

中医食疗溯源

第一节

中医食疗的历史

中医食疗，即利用食物的药用价值来预防和治疗疾病，是中医学的重要组成部分。其历史悠久，源远流长，经历了从远古时期的萌芽，到各个朝代的发展和完善，直至现代的广泛应用。

一 远古时期

食疗的概念最早可以追溯到远古时期，《淮南子》记载，神农尝百草之滋味，水泉之甘苦，令民知所避就。当此之时，一日而遇七十毒。传说中的“神农尝百草”便是食疗思想的早期体现。人们也是在不断尝试中积累经验，传于后世。

二 夏商时期

夏朝时期，人们发明了发酵酿酒技术，酒不仅作为饮品，也用于医药。殷商时代，酒的酿造与应用更为普遍，医用汤液开始从烹饪中发展出来。伊尹的《汤液经》中便记录了医用汤液疗疾的过程。《山海经》一书中记载的中药，其中不少既是食物，也是药物。

三 周代

西周时期，食疗理论开始形成，据《周礼》记载，医生又称医工，分为4种，即食医、疾医、疡医、兽医。其中，食医位列众医之首，专门负责帝王饮食保健，根据帝王身体情况，烹饪有保健作用的美味佳肴。疾医掌养万民之疾

病，疡医治疮疡，兽医则为动物治病。周代治病理论基础之一为“五味、五谷、五药养其病”，可见他们对食疗的重视。

四 春秋战国

春秋战国时期，《黄帝内经》的编撰为食疗提供了理论基础，强调了食疗与药疗相结合的重要性。《黄帝内经》提出“毒药攻邪，五谷为养，五果为助，五畜为益，五菜为充”的理论沿用至今。

五 秦汉时期

《神农本草经》收载中药365种，其中，药食两用者共计50余种，并按照其性味归经及功效，将其分为上品、中品和下品。湖南马王堆三号墓出土的我国现存最早的医方著作《五十二病方》中，就有药食两用的药物的记载。张仲景等医学家将食物用于医方，确定食疗的原则，提出辨证择食、辨证配膳，还在《伤寒杂病论》中出现了食疗方剂，随之还有食疗配伍规律、饮食禁忌等。

六 两晋南北朝

在此时期，食疗呈现较快的发展。如葛洪的《肘后备急方》记载了许多食疗验方，东晋张湛撰《养生要集》和南北朝时期刘休的《食方》，都有对食疗的论述。

七 唐宋时期

唐朝在中医食疗方面有了长足的发展，孙思邈的《备急千金要方》提出“夫为医者，当须先洞晓病源，知其所犯，以食治之。食疗不愈，然后命药”，并设有食治专篇，提倡将食疗作为治疗疾病的首选方法，详细介绍了谷、肉、果、菜等食物的治病作用，提出了“以脏补脏”的原则。孟诜所著的《食疗本草》，为一部集唐以前食疗本草之大成的食疗专著，该书不仅重视食物的营养价值，还重视食物的治疗作用，详细分析了食物的性味、配伍、功效、禁忌等，对食物的加工、烹调皆有阐明。王焘的《外台秘要》记述的6000余首方剂中，收录了不少食疗方剂，有关食疗内容论述也非常丰富。宋代用饮食治病防病已非常普遍，《太平圣惠方》中，将食疗的作用归纳为“病时治病，平时养身”，说明其具有食疗与食养两方面的作用，并且列举了多种养生保健食品。《圣济总录》专设“食治门”介绍食疗方法，食膳类型增加了散、饮、汁、煎、饼、面等剂型。

八 金元时期

中医食疗在元代有了很大发展。饮膳太医忽思慧的《饮膳正要》是我国著名的论述饮食营养的专著，它首次从营养的观点出发，认为病后服药不如在未病前注意营养以预防疾病，从着重“食治”推进到着重“食补”的新阶段，可以说是中医食疗学发展史上的里程碑。李东垣的《脾胃论》在脾胃论治基础上，提出食疗养脾的原则。

九 明清时期

食疗学的发展到明清时期已逐渐成熟，徐春甫的《古今医统大全》，详细记载了药膳的烹制方法。吴禄辑的《食品集》是明代的一部食疗专著，以食物分类，即谷部、果部、菜部、兽部、禽部、虫鱼部及水部，共计7部，并记载了饮食宜忌。李时珍的《本草纲目》在食疗学方面贡献突出：一是收集了丰富的食物资料；二是保存了有关食疗的佚文；三是整理了大量的食疗方法。高濂的《遵生八笺》是一部养生学专著，在食养部记有汤类、粥类等食疗方法，并强调了食疗养生保健的原则。曹庭栋编撰的《老老恒言》中列举养生治病的药粥100种。

十 近现代时期

到了近现代，中医食疗学得到广泛应用和传播，成为预防疾病、保健养生的重要手段，形成了一套完整、有理论、有方法的以饮食为主的医疗保健体系。

第二节
食疗与中医理论的结合

食疗与中医理论的结合强调利用食物的天然属性和作用来达到预防和治疗疾病的目的。中医理论认为，食物和药物一样，具有不同的性味和功能，可以根据个人体质和患病情况进行辨证施食和辨体施食。

一 药食同源

药食同源是中国传统医学中的一个重要概念，意指某些食物既可以作为日常饮食的组成部分，又具有一定的药用价值，可以在预防和治疗疾病中发挥作用。药食同源的概念源自古代，当时的人们在寻找食物的过程中发现了不同食物和药物的性味和功效，认识到许多食物可以药用，同时许多药物也可以食用。例如，《黄帝内经》中就提到食疗对疾病的预防和治疗作用。随着时间的推移，食疗与药疗逐渐开始区分，但药食同源的理念一直被保留下来。这个理念强调了食物与药材之间的联系，如枸杞子、山楂、山药等，既是常见的食材，也是中药材。

二 辨证施食

《黄帝内经》提出“虚则补之，实则泻之，寒则热之，热则寒之”的治疗原则，也是中医食疗的原则。中医食疗必须是在中医药理论的指导下，以中医理法为依据，根据食物属性的不同，选择相应的食物进行治疗。

食物和药物可分四性五味，四性为温、热、寒、凉，五味为辛、甘、酸、苦、咸。食物一般分温热和寒凉两大类，能减轻或消除热证的食物属寒凉类，如西瓜、梨、荸荠等；能减轻或消除寒证的食物，如羊肉、狗肉、生姜等属温热类。温热性食物多具有温经、助阳、通络、散寒的作用，寒凉性食物多具有清热、泻火、凉血、解毒的作用。食物的五味和治病的关系密切，食物的味不同，其治疗作用也不同。辛味，能散能行，故有发散行气的作用，如葱、生姜能散寒解表，萝卜能行气等。甘味，有补益缓急止痛的作用，如山药、大枣补气，蜂蜜能缓急、止痛等。酸味，如山楂能健胃生津、杨梅能生津止渴。苦味，如苦瓜、苠叶能泻火等。咸味，如海带、海藻、紫菜等能消痰核、瘰疬。

三 辨体施食

辨体施食强调了个体体质的特殊性（如体质、年龄、性别等）和“因体制宜”“因地制宜”，增强了食养过程的个体针对性，是中医药理论在饮食养生、防治疾病中的具体运用，也是指导饮食养生和防治疾病的基本原则。

1. 根据季节和地理环境施食

春季阳气生发，饮食宜清淡，应避免过食油腻、辛辣等生火助阳之品，此时宜食用新鲜蔬菜、豆腐等。夏季气候炎热、多雨，暑热夹湿，热能伤阴、伤气，饮食应以补气养阴、清热祛暑为佳，可食西瓜、绿豆、甘蔗、瘦肉、冬瓜、黄瓜等，应忌食辛辣食品，以防伤津液而生内热。秋季燥气袭人，口咽、皮肤等均易感干燥，易引起燥咳，宜食萝卜、银耳、菠菜等，能清肺降气、生津润燥，适当增用奶、蛋、鱼肉等补养食品。冬季气候寒冷，寒气太甚可伤人之阳气，应食牛肉、羊肉等温热性食物等。

地理环境不同，饮食也随之有异，我国南方气候多热潮湿，湿则伤脾，应多食用健脾利湿的食物，如薏苡仁、扁豆、莲子、山药等。北方气温较冷，寒冷伤人阳气，易使阳气不足，宜食用温热性补阳食品，如牛肉、羊肉、鸡肉、鹿肉、虾、葱、蒜等，不宜食寒凉食品。

2.根据体质和人群差异施食

根据十种体质的特点及出现的症状，选择相应的食物进行调养和治疗。平和体质食养宜粗细粮食、荤素食物合理搭配，蔬菜、水果、茶适量；气虚体质食养推荐山药、粳米等；阳虚体质食养推荐韭菜、羊肉等；阴虚体质食养推荐小米、南瓜等；血虚体质食养推荐菠菜、红豆等；痰湿体质食养推荐冬瓜、荷叶等；湿热体质食养推荐菊花、薏苡仁等；血瘀体质食养推荐山楂、黑木耳等；气郁体质食养推荐乌梅、金橘等；特禀体质食养推荐海藻、萝卜等。

根据特殊人群情况进行食物调养。肥胖之人，应多食山药、扁豆、栗子、大枣等健脾益气的食物，控制饮食，减轻体重。体质消瘦者，如因脾胃功能差，饮食应补益气血，可用猪肚、羊肚、鸡肉、羊肉等；如因阴虚、血亏、津少所致的消瘦，应滋阴清热生津，可多食用黑木耳、白木耳、鸭肉、龟肉、牛奶等。幼儿应饮用牛奶、豆浆、蜂蜜、银耳等平和之品。青少年时期生机旺盛、精力充沛，应注意不偏食，使营养均衡、充足，注意劳逸结合。人到老年，肾气渐衰，气血虚少，宜多用有健脾益肾作用的山药、莲子、大枣、核桃、芝麻等煮粥。

四 食疗药膳

食疗药膳是一种结合了传统中医理论和现代营养学的健康饮食方式，它通过食用具有特定健康益处的食物来达到预防疾病、调养身体的目的。食疗药膳将药物与食材结合，通过烹饪技术制成具有特定食疗作用的食品，既可以用于治疗疾病，也可以用于日常保健。而在许多中医经典的方剂中，也有部分属于食疗，如当归生姜羊肉汤等，这些方剂结合了食物和药物的特性，用以治疗特定的疾病。

第三节
食疗相关的中医古籍介绍

与食疗相关的中医古籍众多，此处只列举具有较大影响力的古籍。

一 《备急千金要方·食治》

《备急千金要方· 食治》是中国古代一部重要的食疗专著，由唐代医学家孙思邈所著，大约成书于公元652年。这本书原本是《备急千金要方》中的一卷，名为“食治”，后来逐渐被单独引用，并且被后人称为“千金食治”。孙思邈在书中引用了黄帝、张仲景、卫汛等古代医学家的食养理论，详细论述了食物的性味、归经、功效、主治以及食物相克等内容。

《备急千金要方·食治》内容丰富，不仅包括了总论，还有各种食物的详细论述，记录了它们的名称、性味、良毒、功效主治、服食禁忌等信息。其不仅总结了古代的饮食疗法，还引用了诸如“黄帝”“扁鹊”“华佗”等古代名医的饮食观点，为我们研究古代食疗提供了宝贵的资料。

此书强调食疗在预防和治疗疾病中的作用，认为合理调整饮食可以达到调和身体、预防疾病的目的。孙思邈在书中提到，食物和药物一样，具有寒热温凉的属性和补泻的功能，正确使用可以补益身体、治疗疾病，而不当使用则可能适得其反。

《备急千金要方·食治》对后世影响深远，不仅在食疗方面有着重要的地位，也对中医药膳学的发展产生了重要影响。书中的理论和方法，至今仍对现代人的饮食健康有着重要的指导意义。

二《食疗本草》

《食疗本草》是唐代著名医药学家孟诜所撰写的食疗专著，张鼎进行了增补改编。孟诜是孙思邈的真传弟子，也是唐代四大名医之一。该书是世界上现存最早的食疗专著，集古代食疗之大成，与现代营养学的原理相一致，对中国乃至世界食疗学的发展做出了巨大贡献。

《食疗本草》中记录的食疗品，注明了药性，并详细论述了它们的功效、禁忌及单方。书中不仅记载了众多食疗药物和单方，还特别提到了动物脏器疗法和藻菌类食品的医疗应用，以及对孕妇、产妇和小儿等特定人群的饮食宜忌。

《食疗本草》的内容不仅丰富，而且实用，对食品的毒性、宜忌及地区性都给予了充分的考虑，为研究食疗和营养学提供了重要的文献资料。书中所载的食疗经验多切实际，药物来源广泛，对后世的食疗研究产生了深远的影响。

三《饮膳正要》

《饮膳正要》是元代饮膳太医忽思慧撰写的一部古代营养学专著，成书于元天历三年（公元1330年）。该书是我国现存的一部较完整的饮食卫生和食疗专著，也是一部具有很高史料价值的古代食谱。

书中强调了养生的重要性，提出了根据四季变化调整饮食习惯的观点，其记载的食疗方，涵盖了各种疾病的治疗方法。详细介绍了230余种食物的性味、主治及食疗、食品制作和食饮宜忌等内容。书中包含了元代宫廷的食谱，反映了当时的饮食文化。

图书分三卷。卷一：主要讲述养生避忌、妊娠食忌、乳母食忌、饮酒避忌及聚珍异馔等内容。卷二：介绍诸般汤煎、诸水、神仙服食、四时所宜、五味偏走、食疗诸病、服药食忌、食物利害、食物相反、食物中毒、禽兽变异等内容。卷三：讲述米谷品、兽品、禽品、鱼品、果品、菜品、料物等七类食物。

《饮膳正要》不仅是一部食疗专著，也强调了饮食与养生的辩证关系。书中集中体现了元代的食物特色，如各种肉类和乳制品的烹饪方法。附录版画二十余幅，文图并茂，增加了书籍的可读性和实用性。

《饮膳正要》对于研究中国医药史以及元代的饮食文化具有重要的意义。这部著作是研究中国古代饮食文化、营养学和食疗学的重要文献，对后世的饮食养生有着深远的影响。

四 《食品集》

《食品集》是明代医学家吴禄辑录的一部食疗专著，成书于明嘉靖十六年（1537年）。这本书详尽地介绍了各种食物的性味、功效、宜忌，以及解毒方法，对后世的饮食和食疗有着深远的影响。

《食品集》共收录了约350种食物，分为谷、果、菜、兽、禽、虫鱼、水七部。每种食物都介绍了性味、是否有毒、服食的利弊、功能主治及单验方等内容。书中还记载了食物的烹制方法、名医的论述及食品的别名等。附录部分主要讨论了饮食宜忌及解毒法，如食物相克、妊娠忌食、各种食物的毒性及相应的解毒方法。

《食品集》不仅是一本食疗书，也融合了当时对食物性味、功效的深入理解。书中的内容多从前人的饮食、本草著作中辑出，但吴禄在编排和解释上做了大量工作，使之更加系统和实用。

第二章 各类食疗食材介绍

第一节

谷类食材

在中医理论中，食疗一直被视为一种重要的养生和治疗方法。谷类食材不仅是日常饮食的基础，更是调理身体、平衡阴阳的重要食疗食材。中医讲究“药食同源”，认为食物具有天然的药用价值，而谷类食材作为其中的佼佼者，其食疗作用不容忽视。

一 谷类食疗的中医理论基础

谷类食材是指水稻、小麦、玉米、大麦、燕麦、高粱等粮食作物的总称。它们富含碳水化合物、蛋白质、膳食纤维、维生素和矿物质等多种营养成分。这些成分对于维持人体正常生理功能、促进健康至关重要。中医认为，谷类食材属于“五谷杂粮”，具有“补中益气、健脾和胃”的功效。它们能够滋养脾胃，增强人体的消化吸收能力，为身体提供充足的营养和能量。同时，谷类食材还能够调和五脏六腑，平衡阴阳气血，有助于预防和治疗各种疾病。

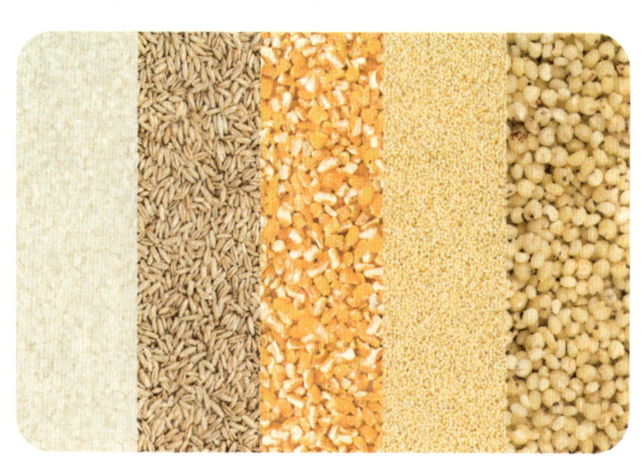

二 常见谷类食材的作用

1. 小米

小米，又称粟米，是中医食疗中常用的食材之一。小米性凉，味甘、咸，入脾、胃、肾经，具有健脾和胃、补中益肾的功效。小米中富含蛋白质、脂肪、碳水化合物、维生素和矿物质等多种营养成分，对于脾胃虚弱、消化不良、食欲不振等症状有很好的改善作用。

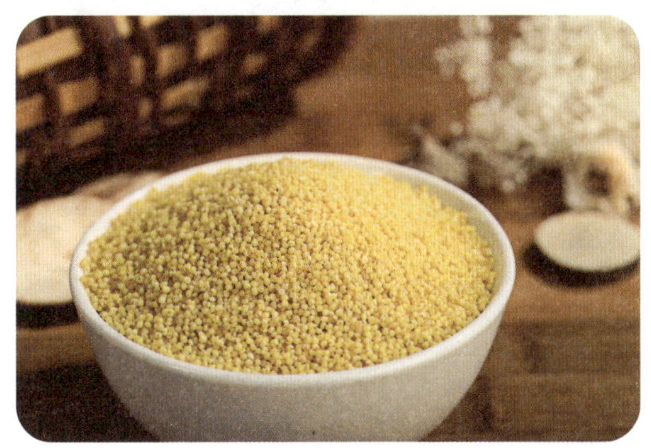

2. 黑豆

黑豆重养肾，中医认为它具有补益肾气、解毒利尿、养血祛风的功效，对肾虚、浮肿有较好的食疗作用。

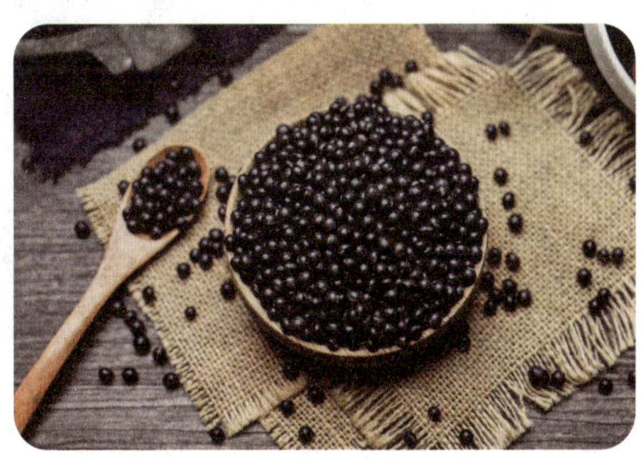

3. 小麦

小麦性凉，味甘，入心、脾、肾三经，具有益肾养心、除烦止渴的功效。小麦淘洗时轻浮瘪瘦者为浮小麦，具有除虚热、固表止汗、益气的功效。以小麦粉水洗得之的面筋，性凉，味甘，为素食中的佳品，能益气宽中，热病烦渴的病人宜煮食之。

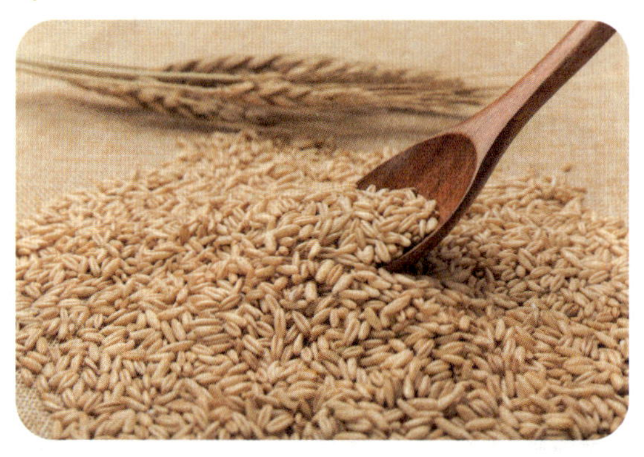

4. 玉米

玉米性平，味甘，入脾、大肠经。玉米具有调中开胃、利尿的功效，适用于脾胃虚弱、食欲不振、水肿等人群。同时，玉米还能补充人体所需的多种维生素和矿物质。

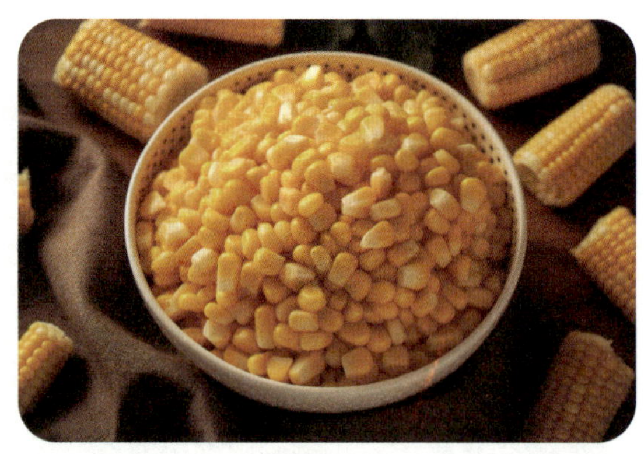

5. 高粱

高粱重养肝，食疗价值相当高。高粱性温，味甘、涩，无毒，具有固涩肠胃、化痰安神、健脾止泻的功效，可以用来治疗脾虚泄泻、消化不良、失眠多梦等。

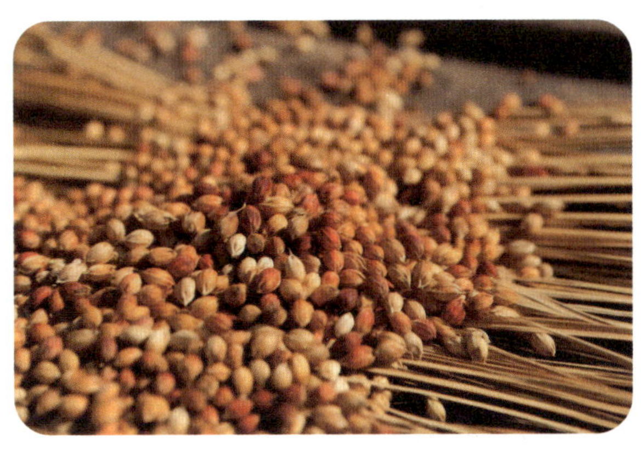

表 2-1　常用谷物食材的功效与主治

谷物原料	食疗功效	主治
粳米	补中益气、健脾和胃、止泻痢	脾胃虚弱、食少、痢疾
糯米	补中益气、敛汗、止泻	脾胃虚寒、食少泄泻、消渴
小麦	养心益肾、除烦止渴	脏躁、烦热、泄泻
大麦	健脾和胃、宽肠、利小便	腹胀、食滞、泄泻、小便不利
燕麦	益肝和胃、充饥滑肠	脾胃不和、水肿、便秘
小米	健脾和胃、补中益肾	脾胃虚弱、呕吐、泄泻
高粱	健脾止泻、固涩肠胃、化痰安神	脾虚泄泻、消化不良、失眠多梦
玉米	调中开胃、利尿	食欲不振、水肿

三 谷类食疗的注意事项

粗细搭配：中医强调“食不厌精”，但也要注重粗细搭配。在日常饮食中，应适当摄入一些粗粮，如糙米、燕麦等，以补充身体所需的膳食纤维和微量元素。

食疗相宜：在食用谷类食材时，应根据自身的体质和病情需要选择合适的食疗方法。例如，脾胃虚弱的人可多食用小米、大麦等具有健脾和胃功效的食材；而肾虚的人则可多食用黑米、黑豆等具有益肾功效的食材。

注意烹饪方式：食物的烹饪方式对其食疗效果有很大影响。在烹饪谷类食材时，应尽量采用蒸、煮、炖等健康的烹饪方式，避免油炸、烧烤等不健康的方式。

四 常见谷类食材的做法

1.小米

小米可煮成粥、饭、糊等。小米粥简单易做，营养丰富，是理想的早餐选择。此外，小米还可与其他食材搭配食用，如小米山药红枣粥，具有健脾养胃、益气补血的功效。但食用小米时要注意，不与杏仁同食，小米粥不宜太稀薄，淘米时不宜长时间浸泡或用热水淘米。

小贴士：小米的其他药用价值

1. 小儿消化不良：小米与淮山药等量，炒黄，共研细末，加水煮糊，加白糖食用。
2. 泄泻：小米50～100克，淮山药15～20克，大枣5～10枚。共煮粥服食。
3. 反胃：小米磨成粉，每次煮熟后服6～10克，加少量盐吞服。

此外，熬一锅小米粥，用汤匙撇出小米粥上层的精华——米油，空腹喝下，有很好的健养脾胃的功效，每天早晚均可服用。

2.黑豆

黑豆的吃法多种多样，可以将黑豆用清水浸泡数小时，然后煮熟。煮熟的黑豆可以作为主食，也可以加入沙拉、汤或米饭中。黑豆还可以制作黑豆汤：将黑豆煮熟后，搭配其他食材，如红枣、枸杞子、莲子等煮成汤。黑豆不宜生吃，尤其肠胃不好的人，易出现胀气现象。

小贴士：黑豆的其他药用价值

1. 眩晕：黑豆30克、浮小麦30克，水煎服。
2. 脚气水肿：黑豆同鲤鱼煮汤食用。
3. 阴虚盗汗：黑豆50克，豆腐皮50克，同煮汤，加适量油、盐调味食用。

3. 小麦

小麦是面粉的原料，也是北方人的主食之一，自古就是滋养身体的重要食材，小麦研磨成的面粉可以做面条、馒头等。小麦还可以与大米一起煮粥。此外小麦还可以制成饮品，将小麦仁炒至微黄后研磨成末，用开水冲泡代茶引用，具有清热解毒、生津止渴、利水消肿的功效。另外，不宜使用过于精细的面粉，加工精细会导致营养价值降低。另外，糖尿病患者不宜过量食用。

小贴士：小麦的其他药用价值

1. 口腔溃疡：小麦面烧灰2份，冰片1份，混合研细，吹在患儿溃疡处，每天2~3次，3~5天即愈。
2. 神经衰弱：小麦30克，大枣10枚，甘草9克，水煎服，每日1剂，15日为1疗程。
3. 自汗盗汗：浮小麦50克，五味子10克，水煎服。
4. 水肿：小麦芽6克，焙黄，水煎煮浓汁去渣服之。
5. 腹泻：小麦粉（炒黄），糯米（炒黄研粉），大枣（去核干燥研碎），每次15~30克，开水调服。

4. 玉米

玉米可直接煮熟食用，也可制成玉米粥、玉米糊等食品。此外，玉米还可与其他食材搭配炖煮成汤品，如排骨、胡萝卜等。但要注意玉米发霉后会产生致癌物，一定不能食用。

小贴士：玉米的其他药用价值

1. 小便不利：玉米须，鲜者30～45克，干者12～15克，煎汤服。
2. 糖尿病：玉米须50～100克水煎，分2次，1日服完，连服见效。
3. 高血压：玉米须15～25克，加冰糖适量，煎水代茶常饮；或干玉米须60克，煮水喝，每日3次。
4. 咳嗽：玉米须、橘皮各适量，水煎服。

5.高粱

高粱可以碾粉熟食，有健脾益胃、止泻的作用。此外，高粱叶可以和胃、止呕，高粱根能利水止血，高粱火焰苞则有清热燥湿、凉血止血的功效。注意，便秘、糖尿病患者不宜过量食用，高粱制作时应煮烂煮透，以免影响消化吸收。

小贴士：高粱的其他药用价值

1. 食积：高粱30～60克，水煎服。
2. 胃痉挛：高粱60克，陈灶心土1块，水煎后，澄清去渣顿服。不论寒、热、虚、实均可用。
3. 痢疾：高粱火焰苞6克，为末，烧酒少许，拌匀，开水冲服；高粱根1个，红糖120克，熬成水服。
4. 脚气：陈高粱若干（以五六年者为佳），焙黄研为细末，干涂患处。

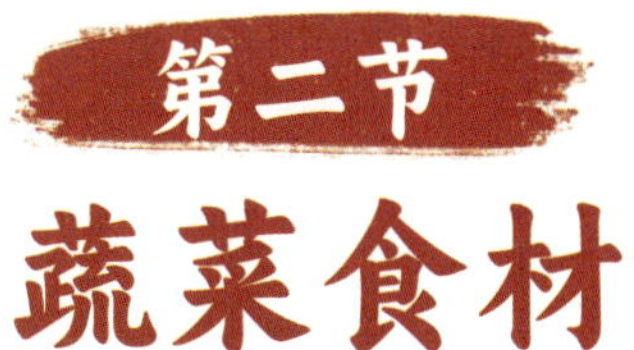

蔬菜食材

俗话说“蔬菜是个宝，赛过灵芝草”，蔬菜在饮食中占据着极其重要的地位，是平衡膳食不可或缺的组成部分。蔬菜不仅是维生素、矿物质、膳食纤维和抗氧化剂的丰富来源，还能提供多种对人体健康有益的植物化学物质。蔬菜所含的丰富营养成分有助于改善免疫力、促进消化、维持体重、改善皮肤健康。从中医角度来看，蔬菜还具有调理脏腑、平衡阴阳、疏通经络的作用。蔬菜性味多样，各具功效，通过合理搭配和食用，可以达到养生保健、预防疾病的目的。

一 四性五味知多少

中医认为，蔬菜的四性（寒、热、温、凉）和五味（酸、苦、甘、辛、咸）具有不同的保健和治疗功效。了解蔬菜的四性五味，可以帮助我们更好地选择和搭配蔬菜，达到养生保健的目的。

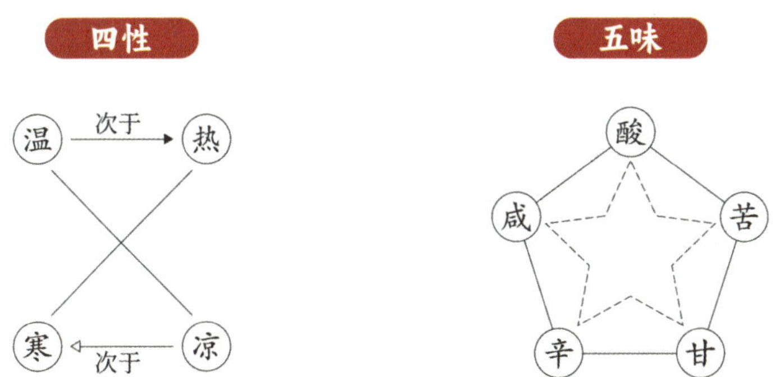

表2-2 蔬菜四性及作用分类表

四性	适合体质	功效	注意事项	代表蔬菜
寒	热性体质,表现为容易口渴、便秘、面红、怕热、精力旺盛	清热解暑、生津止渴、凉血解毒,适合夏季食用	脾胃虚寒者或体质虚弱的人应少食	苦瓜、黄瓜、冬瓜等
凉	平和或轻微热性体质,表现为一般健康状态,无明显寒热偏差	清热、生津、润燥,可温和调节体内热量,四季皆宜	寒性体质的人应适量食用	绿豆、丝瓜、菠菜、芹菜等
温	寒性体质,表现为手脚冰凉、面色苍白、喜欢温暖、消化力弱	温补脾胃、温经通络,可增强新陈代谢	热性体质或阴虚火旺的人应少食	南瓜、胡萝卜、洋葱、姜等
热	寒性体质,表现为非常怕冷、面色苍白、手脚冰凉	温中散寒、助阳补肾,可驱寒暖身	热性体质或有炎症、热病的人应避免食用	胡椒、辣椒、大蒜等

除了四性之外，中医还将食物分为酸、苦、甘、辛、咸五种味道，即“五味”。每种味道对应着不同的脏腑和功效，通过合理搭配食用，可以达到调养身体的目的。

中医强调五味与五脏之间的平衡，认为五味的平衡对于维持脏腑功能的正常运行至关重要。每种味道都与特定的脏腑相对应，通过合理搭配五味，可以促进身体健康。例如，夏季与火和心相关，可以适量食用苦味食物来清心泻火。

表2-3 蔬菜五味及作用分类表

五味	对应脏器	功效	适合体质	禁忌	代表蔬菜
酸	肝	收敛、固涩、止汗、止泻	易出汗，易腹泻，情绪波动	胃酸过多或胃溃疡患者应少食	西红柿等
苦	心	清热、泻火、解毒	体内有热、心烦，易上火，口干舌燥，情绪易怒	体质虚寒、脾胃虚弱者应少食	苦瓜、苦菊等
甘	脾	调和脾胃、补心、补血	体质虚弱、气血不足，面色苍白，易感疲劳，食欲不振	糖尿病患者应控制摄入量	南瓜、胡萝卜、甜菜等
辛	肺	发散风寒、行气活血	外感风寒、气血不畅，易感冒，气血循环不佳	体热者应少食	洋葱、大蒜、大葱等
咸	肾	软坚散结、利水消肿	身体感觉沉重，易出现水肿	高血压患者应限制摄入量	海带、紫菜等

二 色彩斑斓，营养满载

从中医角度来看，蔬菜的颜色与其内在的气、味、归经等属性密切相关，这些属性决定了蔬菜对人体的不同脏腑和经络的作用。

表 2-4　蔬菜颜色功效对应表

颜色	属性	归经	功效	适合体质	代表蔬菜
绿色蔬菜	多性寒或凉，味甘或苦	多归肝、胆、胃经	清肝解热、疏肝理气、清热解毒	肝火旺盛、情绪抑郁、眼睛干涩	菠菜、油菜等
红色蔬菜	多性温，味辛或甘	多归心、小肠、肺经	补血活血、温中散寒、养心安神	心血不足、手脚冰凉、情绪低落	红薯、红椒等
黄色蔬菜	多性平，味甘	多归脾、胃、肺经	健脾胃、化湿止泻、补中益气	脾胃虚弱、消化不良、面色无华	胡萝卜、南瓜、黄椒等
白色蔬菜	多性凉，味辛或甘	多归肺、胃、大肠经	润肺止咳、清热解毒、通便利肠	肺热咳嗽、便秘、内热体质	白菜、白萝卜、大蒜等
黑色蔬菜	多性平，味咸	多归肾、膀胱经	补肾益精、润燥通便、补益气血	肾虚腰疼、头发早白	黑木耳、海带等

三　四季蔬菜搭配

在大自然中，四季更迭不仅带来了风景的变换，也孕育了丰富多样的蔬菜。

每个季节都有其独特的蔬菜品种，它们不仅新鲜可口，还蕴含着丰富的营养。

1. 春季蔬菜：生机盎然，清新爽口

春季是万物复苏的季节，与肝相应，春季调养应注意疏肝理气，适宜多吃一些清淡、富含维生素的蔬菜，如菠菜、韭菜、荠菜、春笋等。

荠菜豆腐汤

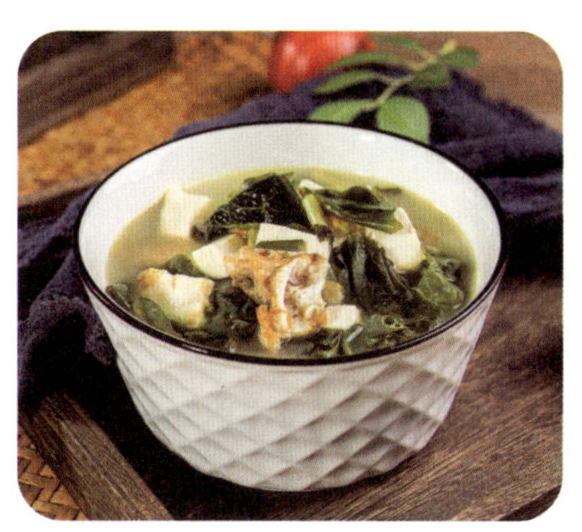

食材：新鲜荠菜150克，豆腐200克，姜丝、盐、清水、植物油各适量。

做法：将荠菜洗净，切段；豆腐切块，油煎捞出备用。热锅冷油，放入姜丝爆香，加入清水煮沸。加入豆腐块和荠菜，煮3～5分钟，调入盐即可。

功效：清热解毒，利尿消肿。

禁忌：脾胃虚寒者、肾功能不全者、对食材过敏者、结石患者慎食。

2. 夏季蔬菜：绿意盎然，清凉解暑

夏季天气炎热，人体容易出汗，需清热解暑、补充水分和矿物质，适宜食用的蔬菜有黄瓜、苦瓜、冬瓜等。

苦瓜炒鸡蛋

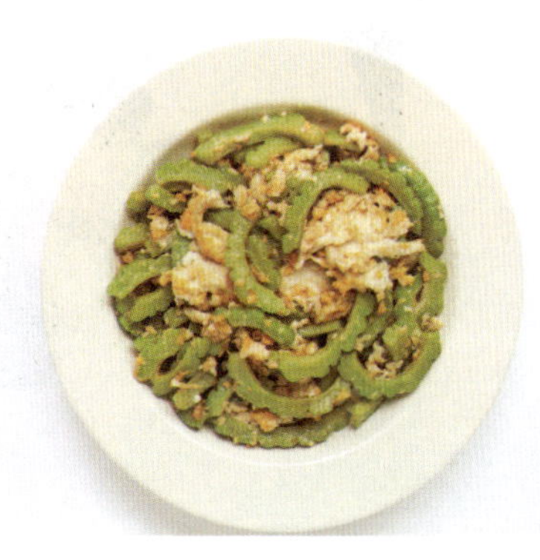

食材：苦瓜1根，鸡蛋2个，盐、油各适量。

做法：苦瓜洗净，切薄片，用盐水浸泡10分钟后沥干；鸡蛋打散，加少许盐调味。热锅冷油，倒入蛋液炒散，盛出备用。重新热锅，放入苦瓜片翻炒至变软，加入炒好的鸡蛋，翻炒均匀即可。

功效： 祛暑涤热，明目，解毒。

禁忌：脾胃虚寒者、孕妇慎食。

3. 秋季蔬菜：丰收之季，营养丰富

秋季气候干燥，人体需要润燥养阴，适宜食用的蔬菜有白萝卜、莲藕、百合、南瓜等。

四季豆炒莲藕

食材： 四季豆100克，莲藕200克，黑木耳100克，红椒50克，盐、植物油各适量。

做法： 四季豆洗净，用水焯一下，备用；莲藕去皮切片，用清水浸泡防止变色；黑木耳洗净切片；红椒洗净切片。热锅冷油，加入四季豆、莲藕、黑木耳、红椒翻炒片刻，调入盐即可。

功效： 清热润肺。

禁忌：脾胃虚寒者慎食，女性月经期间适量食用。

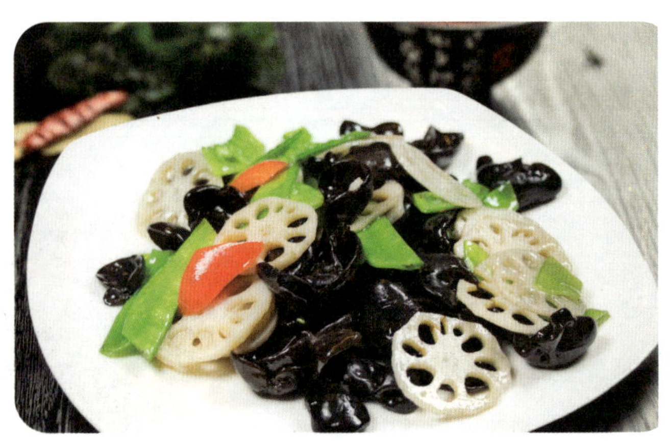

4.冬季蔬菜：温暖身心，滋补养人

冬季寒冷，人体需要温补驱寒，适宜食用的蔬菜有红薯、芋头、白菜、洋葱等。

红薯糯米粥

食材：红薯200克，糯米100克，糖、清水各适量。

做法：红薯去皮切块，糯米洗净。将糯米和红薯块放入锅中，加适量清水，大火煮开后转小火煮至粥稠。根据个人口味加入适量糖调味即可。

功效：补中益气，健脾养胃。

禁忌：消化不良者、糖尿病患者慎食，脾胃虚弱者适量食用。

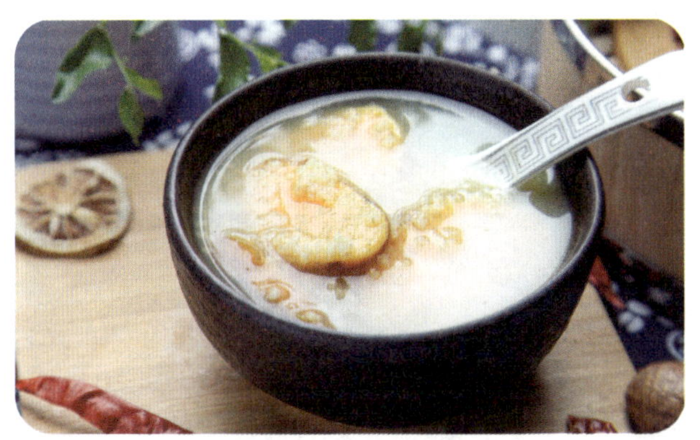

四 古籍中的蔬菜搭配及功效

1.生姜大枣：出自《本草纲目》

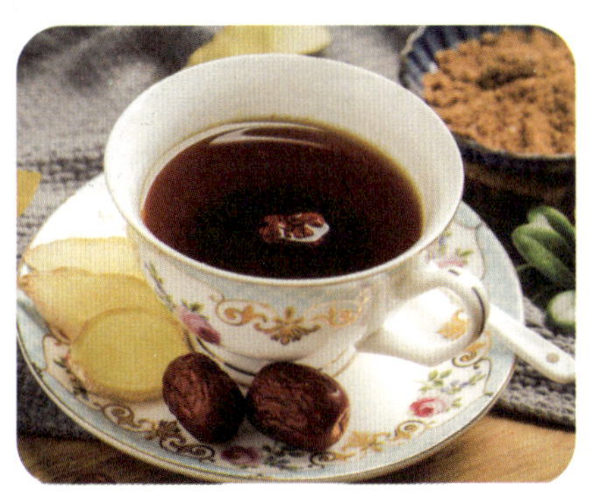

功效：生姜具有解表散寒、温中止呕的作用，大枣则能补中益气、养血安神。两者搭配，可调和营卫，适用于风寒感冒、胃寒呕吐等。

2. 萝卜羊肉：出自《食疗本草》

功效： 萝卜能消食化痰、清热解毒，羊肉则有温补作用。搭配食用，既能减少羊肉的滋腻，又能发挥其补虚温中的效果，适合体质虚寒、食欲不振者。

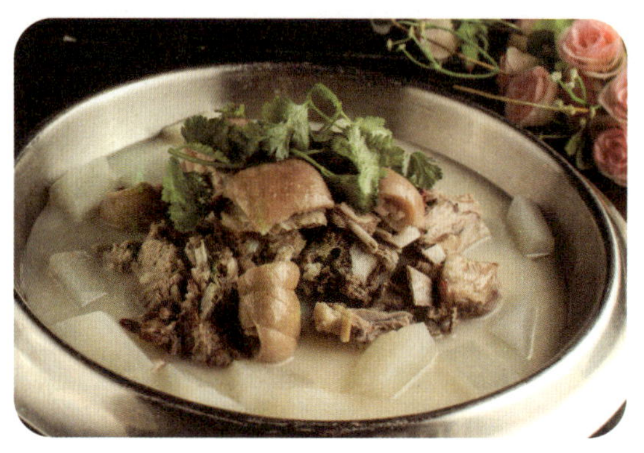

3. 山药配扁豆：出自《神农本草经》

功效： 山药能补脾益肺、补肾固精，扁豆能健脾化湿。搭配食用，能强健脾胃，适用于脾虚食少、湿阻中焦者。

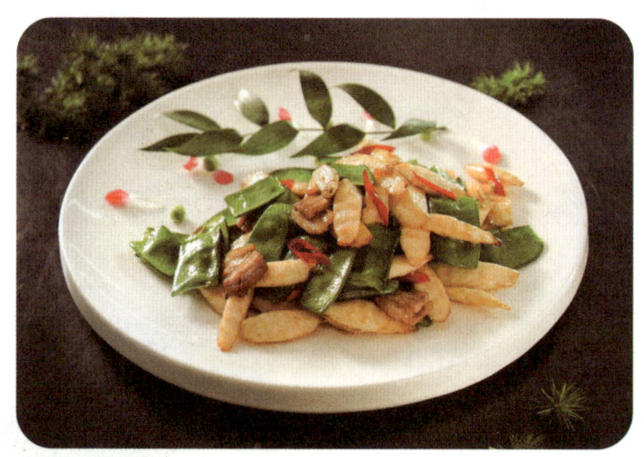

4. 绿豆配南瓜：出自《随息居饮食谱》

功效： 绿豆能清热解毒、生津止渴，南瓜则补中益气、解毒消肿。搭配食用，适用于夏季清热解暑、补充体力。

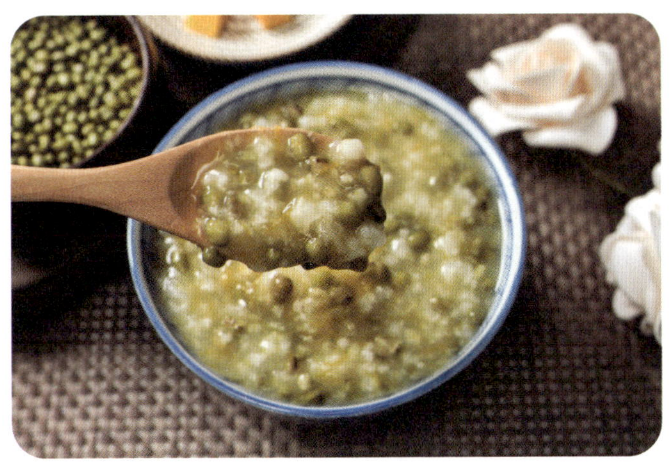

小贴士：带你了解蔬菜相克的概念

在食疗理论中存在一些蔬菜相克的概念，即某些蔬菜和另一些食材不宜一起食用，可能会影响营养成分的吸收，或在体内产生不良反应。

芹菜与部分食材相克

黄瓜：芹菜中的维生素C会被黄瓜中的分解酶破坏，降低营养价值。

甲鱼：同食会中毒。

菊花：同食会引起呕吐。

鸡肉：同食会伤元气。

蚬、蛤、蟹：芹菜会破坏这些海鲜中所含的维生素B_1。

黄瓜与部分食材相克

柑橘、辣椒、花菜等：这些蔬果中的维生素C会被黄瓜中的分解酶破坏。

花生：黄瓜属寒性食物，花生中含油脂较多，同食易引起腹泻。

胡萝卜与部分食材相克

白萝卜：白萝卜中的维生素C会被胡萝卜中的分解酶破坏。

辣椒：胡萝卜中的分解酶会破坏辣椒中的维生素C。

菠菜与部分食材相克

豆腐：菠菜中的草酸与豆腐中的钙结合成草酸钙，影响人体对钙的吸收。

黄瓜：菠菜中的维生素C会被黄瓜中的分解酶破坏。

乳酪：菠菜所含的化学成分会影响乳酪中钙质的吸收。

鳝鱼：同食易导致腹泻。

虾皮：易形成草酸钙沉淀，不利于人体对钙的吸收。

当然，这些蔬菜相克的概念主要基于食物中的化学成分相互作用可能对人体产生不良影响的理论。在实际饮食中，食用量和个人体质是关键因素，应根据个人健康状况调整饮食结构。

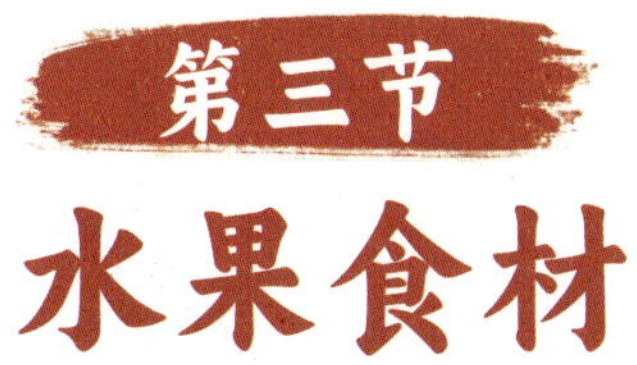

水果食材

在浩瀚的自然界中，水果以其丰富的色彩、甜美的口感和独特的营养价值，成为人们日常饮食中不可或缺的一部分。现代医学研究表明，水果中富含维生素，尤其是维生素C，同时还含有丰富的矿物质，如钙、铁、锌等，对维持人体生理机能起到重要作用。从中医理论来看，同蔬菜类食材相同，水果也分为寒、热、温、凉四性，以及酸、苦、甘、辛、咸五味，通过水果的合理搭配，能够达到调节人体阴阳平衡及预防和治疗疾病的目的。

一 常见水果介绍

1.浆果类水果

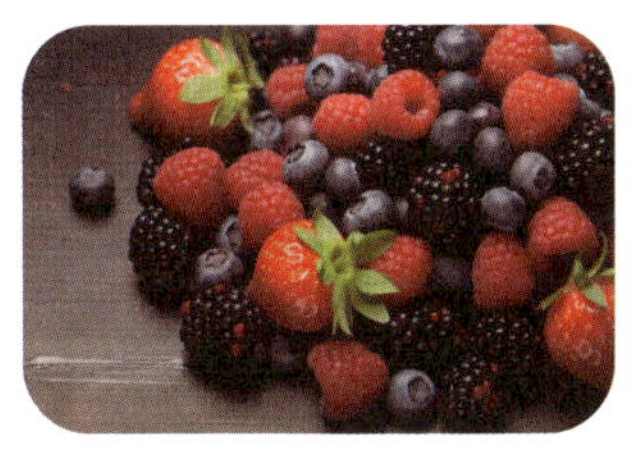

果实柔软多汁，其种子小而数量多，散布在果肉内，维生素C、花青素含量丰富，如葡萄、草莓、猕猴桃等。

2.瓠果类水果

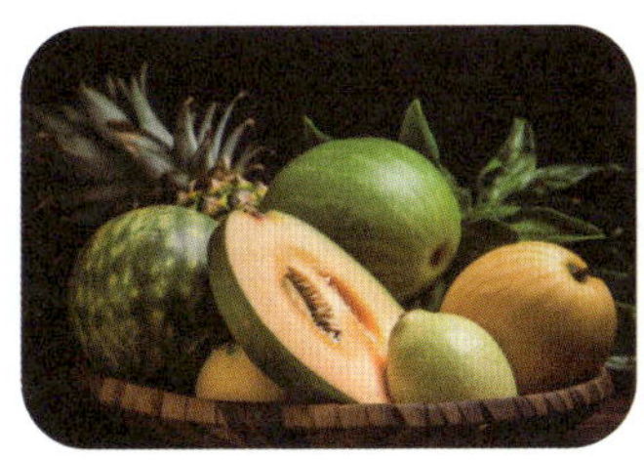

果皮在老熟时形成坚硬的外壳，内果皮为肉质，如西瓜、哈密瓜等。这类水果通常体积较大，果肉厚实，是夏季的解暑佳品。

3.柑果类水果

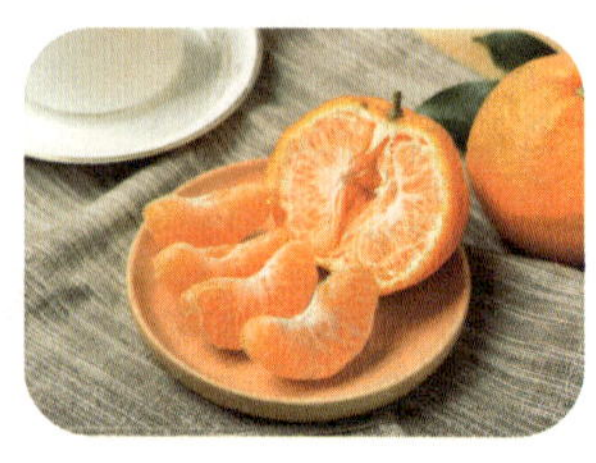

外果皮革质，其上有油胞，内果皮形成果瓣，如橘子、柳橙等。这类水果的果肉通常呈瓣状，易于分离，口感酸甜可口。

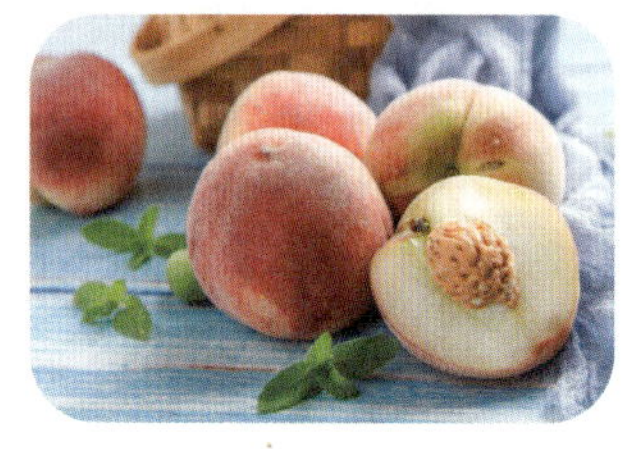

4.核果类水果

果实大都由外、中、内果皮构成。外果皮较薄，中果皮肉质为主要食用部分，内果皮木质化，坚硬成核，核中有仁，如桃、李等。

5.仁果类水果

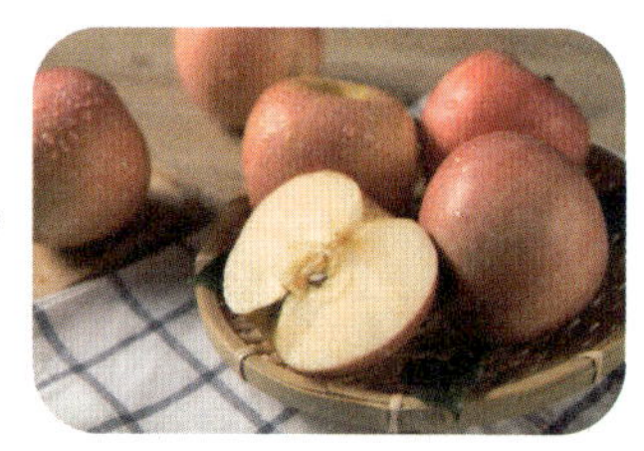

大多由花托发育成肥厚的果肉，心皮形成果心，里面有种子，如苹果、梨等。

表2-5　常见水果的营养价值及功效

水果	营养价值	功效
葡萄	含有矿物质钙、钾、磷、铁及维生素B_1、维生素B_2、维生素B_6、维生素C等，还含有多种人体所需的氨基酸和果酸	生津消食、强筋利尿、补血益气
西瓜	富含葡萄糖、苹果酸、果糖、氨基酸、番茄素及维生素C等	解暑生津、利尿消肿、除烦止渴
橘子	富含维生素C、柠檬酸、糖类、矿物质和食物纤维等，其中维生素C的含量尤为突出	生津止渴、健脾开胃
樱桃	含铁量高，还含有丰富的维生素A、B族维生素、维生素C、胡萝卜素及钾、钙、磷等矿物质	补益脾胃、滋养肝肾

（续表）

水果	营养价值	功效
梨	含有丰富的碳水化合物、果糖、纤维素、维生素和矿物质等营养成分，尤其是维生素C和钾元素的含量较高	润肺生津、消痰止咳

二 四季养生水果食谱

1.春季（3～5月）

（1）适合春季吃的水果

橙子：富含维生素C，有助于改善免疫力。

草莓：含有丰富的维生素C和膳食纤维，有助于促进消化。

枇杷：具有润肺止咳的功效，适合春季食用。

菠萝：含有菠萝蛋白酶，有助于消化。

（2）养生食谱

草莓酸奶沙拉：将草莓洗净切块，与酸奶混合均匀，既美味又健康。

菠萝鸡片：利用菠萝的酸甜口感与鸡肉搭配，既能增加食欲，又能促进消化。

2.夏季（6～8月）

（1）适合夏季吃的水果

西瓜：清热解暑，是夏季的首选水果。

桃子：富含铁质和维生素C，有助于补血养颜。

荔枝：含有丰富的葡萄糖和多种维生素，但需注意适量食用，以免上火。

杧果：具有益胃生津、止呕、止咳的作用，适合夏季食用。

（2）养生食谱

西瓜汁：将西瓜去皮切块后榨汁，清凉解渴，适合夏季饮用。

杧果布丁：利用杧果的香甜口感制作布丁，既美味又营养。

3.秋季（9～11月）

（1）适合秋季吃的水果

葡萄：富含多种维生素和矿物质，有助于改善免疫力。

秋梨：具有润肺止咳、生津止渴的功效，适合秋季食用。

石榴：富含维生素C和抗氧化物质，有助于美容养颜。

（2）养生食谱

雪梨炖银耳：将雪梨与银耳一起炖煮，具有润肺清火、补阴润燥的功效。

石榴汁：将石榴子取出后榨汁饮用，有助于补充维生素和矿物质。

4.冬季（12～2月）

（1）适合冬季吃的水果

苹果：富含膳食纤维和维生素C，有助于促进消化和改善免疫力。

柚子：含有丰富的维生素C，有助于降低血糖。

甘蔗：富含糖分和水分，有助于补充能量和缓解干燥。

（2）养生食谱

苹果小米粥：将苹果与小米一起煮粥食用，可健脾养胃。

柚子茶：将柚子皮和果肉一起煮成茶饮用，具有消食、化痰的功效。

表2-6　不同营养成分含量较高的水果

碳水化合物	膳食纤维	维生素C	钙	铁	硒	叶酸	锌
山楂 海棠果	橘子 苹果	柠檬 猕猴桃	柚子 橄榄	樱桃 梅子	桑椹 波罗蜜	猕猴桃 草莓	枣 椰子

小贴士：带你了解水果的食疗宜忌

1. 选择新鲜水果。
2. 适量食用，尤其是含糖量高的水果，如葡萄、荔枝等。
3. 清洗彻底：可以用流动水冲洗，或用果蔬清洗剂浸泡后冲洗，以去除表面的农药残留。
4. 注意过敏：首次尝试某种水果时，应少量食用，观察是否有过敏反应。
5. 合理搭配：避免在餐前大量吃水果，以免影响正餐的消化吸收。
6. 注意时间：晚上不宜过多食用水果，尤其是含糖量高的水果，以免增加胃肠负担，影响睡眠质量。
7. 特殊人群需注意：糖尿病患者应选择低糖水果，并控制摄入量；孕妇应避免食用可能引起宫缩的水果，如山楂等；婴幼儿吃水果时应切成小块或制成泥状，以免发生窒息等意外。
8. 关注季节性：尽量食用当季水果。

第四节

肉类食材

肉食是餐桌上备受人们喜欢的食品，它营养丰富，同时可以加工成各种美味可口的食物。中医将肉类食品称作“血肉有情之品”，适量进食能滋养人体精血。那么，肉类有哪些营养价值呢，如何吃既安全又营养呢，我们一起来了解一下。

一 牛肉

牛肉性平，味甘，归脾、胃经，富含多种营养成分，如蛋白质、铁、锌、磷、维生素等。这些成分对人体具有重要的作用，如维持肌肉组织、促进骨骼健康、参与能量代谢、支持神经系统功能等。

从中医角度来看，牛肉具有补中益气、滋养脾胃、强筋健骨的功效，可治疗气虚自汗、盗汗、食欲不振、水肿、小便不利等疾病。

枸杞子炖牛肉

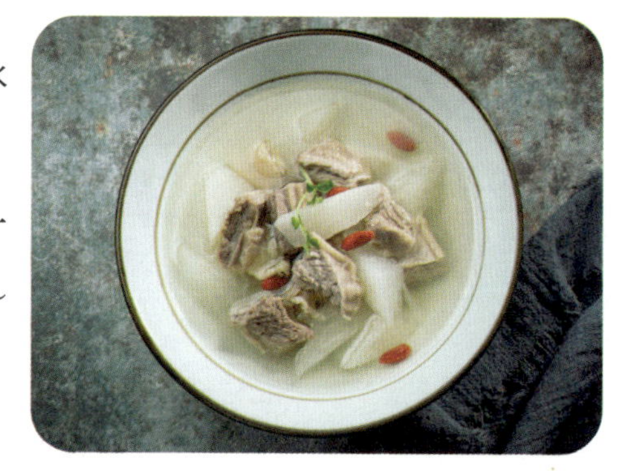

食材：牛肉、枸杞子、白萝卜、清水各适量，盐少许。

做法：牛肉洗净切块，与其他材料一同放入炖盅中，加适量清水，炖煮2～3小时。根据个人口味加盐调味即可。

功效：补益肝肾，益气补血。

禁忌：胃肠功能较弱人群、感冒发热者、身体有炎症者、腹泻患者、脾湿者慎食。

大麦牛肉粥

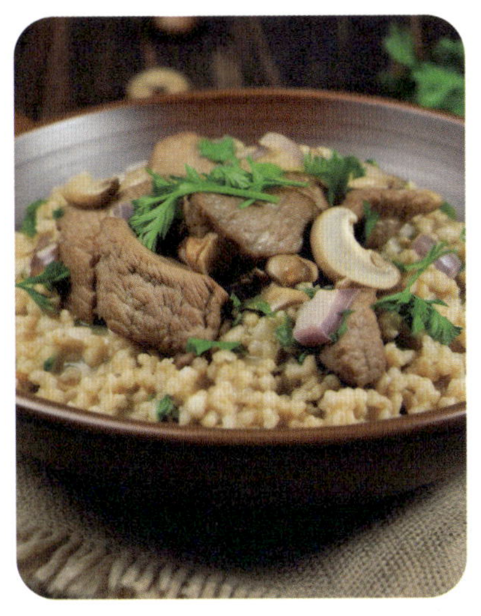

食材：大麦仁200克，牛肉150克，面粉、清水各适量，盐、白胡椒粉、香菜、生姜丝、芝麻油、料酒各少许。

做法：大麦仁洗净备用。面粉加冷水调成稀糊。牛肉切片，下锅煸炒，加入少许料酒，炒熟后盛盘备用。锅内放适量清水，下大麦仁煮至开花。将面粉稀糊下锅，烧沸成麦仁面糊。锅中放入炒好的牛肉，加切好的生姜丝，小火焖5分钟左右。起锅后加少许盐、白胡椒粉调味，可滴入少许芝麻油、撒一小把香菜提味。

功效：和胃消积，益气强筋。

禁忌：阴虚火旺体质者、消化不良者、肾功能不全者慎食。

赤小豆炖牛肉

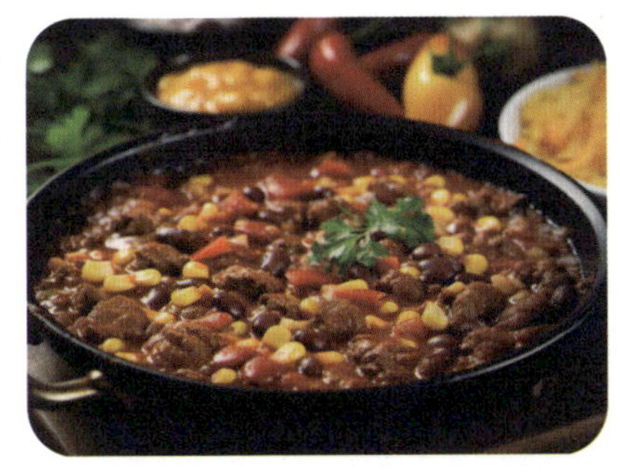

食材：牛肉200克，赤小豆150克，玉米粒100克，蒜末10克，白砂糖20克，清水、食盐、红椒碎、香菜各适量。

做法：牛肉洗净切块，赤小豆、玉米粒用水泡涨。牛肉、赤小豆、玉米粒、蒜末、红椒碎一同放入砂锅中，加适量清水，大火煮沸后转小火慢炖2小时左右。加白砂糖、食盐调味，最后用香菜点缀。

功效：健脾祛湿，补虚温中。

禁忌：阴虚而无湿热症状者、小便频者、孕妇、肠胃虚弱者慎食。

小贴士：牛肉的搭配食用禁忌

牛肉与韭菜：可能出现恶心、呕吐、腹泻等症状。

牛肉与红糖：会引起腹胀、腹痛等症状。

牛肉与田螺：同吃不易消化，会引起腹胀。

牛肉与白酒：牛肉性甘温，补气助火，而白酒则属于大温之品，两者同吃容易上火，严重时会导致咽喉肿痛、牙龈发炎等症状。

牛肉与橄榄：牛肉与橄榄同食可能会导致肠道产气增加，引起腹胀。

此外，过敏体质者慎食牛肉，以免引发过敏反应。

二 羊肉

羊肉性温，味甘，归脾、肾经，富含蛋白质、脂肪、维生素、钙、铁、锌等营养成分，其中钙、铁含量较高，具有温中暖肾、益气补虚等功效，可辅助治疗产后血虚、腹痛、男子性功能减退、脾胃虚寒等，是冬天的滋补佳品。

红烧羊肉

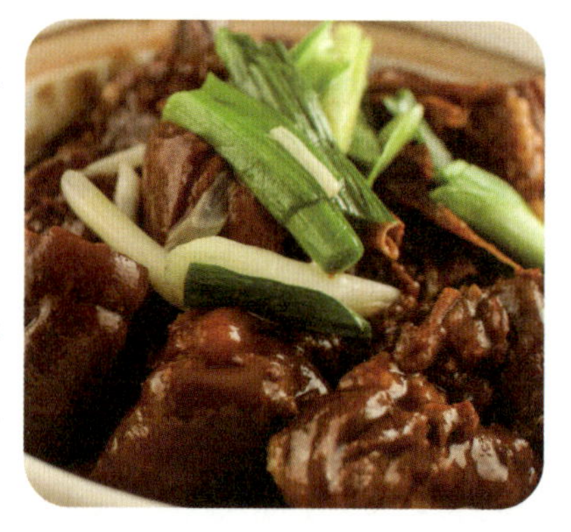

食材：羊肉500克，姜片、葱段、料酒、酱油、糖、盐、清水各适量。

做法：羊肉切块，用料酒和姜片腌制去腥。热锅凉油，下姜片、葱段爆香，加入羊肉块煸炒至变色，加入酱油、糖、盐和清水，大火烧开后转小火慢炖至羊肉熟烂，收汁即可。

功效：温补脾胃，补血温经。

禁忌：感冒发热者、素体有热者慎食。

苁蓉羊肉粥

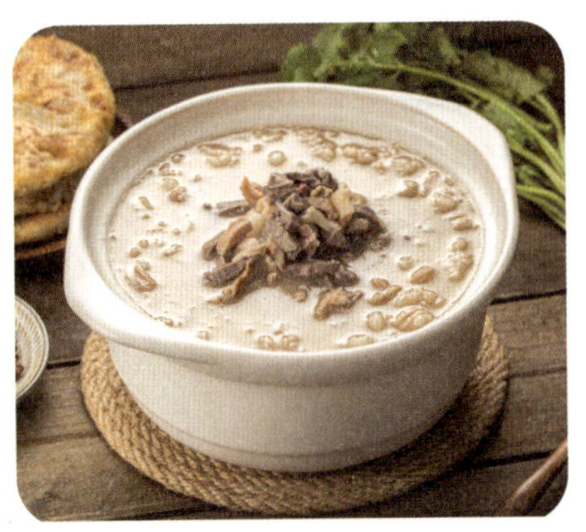

食材：羊肉250克（切丝），肉苁蓉15克，粳米100克，生姜3～5片（切末）。

做法：将肉苁蓉加水煮半小时，去药渣取肉苁蓉汤。加入羊肉、粳米、生姜末，一起煮成粥，调味食用。

功效：益肾壮阳，补精养血。

禁忌：内火旺盛人群、经常腹泻人群、经期女性、孕妇、湿热体质人群慎食。

当归羊肉煲

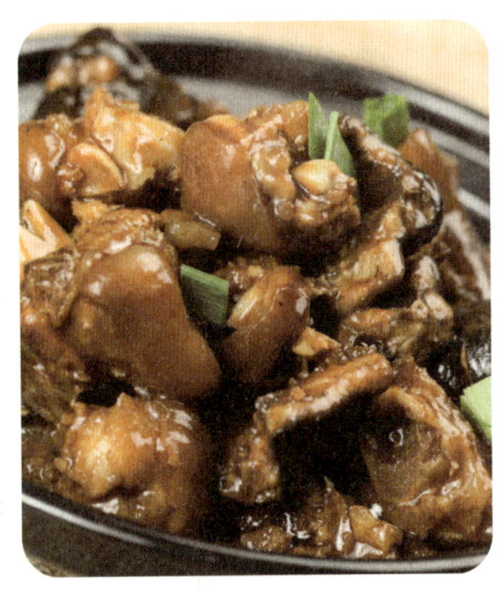

食材：枸杞子10克，姜片50克，当归15克，羊肉500克，羊肉汤、桂皮、八角、黄酒、老红糖、盐各适量。

做法：羊肉洗净切块，用纱布袋将枸杞子、桂皮、八角和当归装起来，扎紧布袋口。将纱布袋、羊肉块、羊肉汤、黄酒、姜片倒入砂锅中，大火煮沸，撇去浮沫，加老红糖，改小火炖2.5小时，等羊肉块炖烂后，拿出纱布袋，加盐调味。

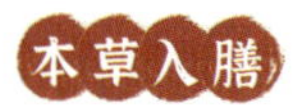

功效：滋补肝肾，散寒补血。

禁忌：热毒炽盛者、阴虚内热者、脾胃虚弱者慎食。

小贴士：羊肉的搭配食用禁忌

羊肉与醋：羊肉与醋同食可能导致胃肠不适，因为醋具有收敛作用，不利于体内阳气的生发，且会降低羊肉的温补作用。

羊肉与茶：羊肉中的蛋白质与茶中的鞣酸结合，可能增加便秘的风险。

羊肉与南瓜：羊肉与南瓜同食可能引起腹胀、便秘等。

羊肉与栗子：羊肉和栗子都不易消化，同食可能增加胃肠负担，甚至引起呕吐。

羊肉与乳酪：羊肉与乳酪功能相反，不宜同食。

羊肉与半夏：羊肉与半夏同食可能影响营养成分的吸收。

此外，羊肉最好在冬季食用，可以温阳益气驱寒，但在发热、炎症期间应慎食。

三 猪肉

猪肉作为消费量最大的肉类之一，不仅口感鲜美，而且营养价值高，是不少人日常饮食中不可或缺的食材。猪肉是优质蛋白质的来源，含有人体必需的氨基酸。其富含维生素 B_1、维生素 B_2，有助于人体新陈代谢；含有铁、锌等矿物质，有助于补血和改善免疫功能。

从中医角度来看，猪肉性平，味甘，入脾、胃经，具有补虚强身、滋阴润燥的功效，适用于体质虚弱、气血不足者。

莲子百合猪肉汤

食材：瘦猪肉250克，莲子15克，百合15克，盐、清水各适量。

做法：将瘦猪肉洗净，切成块。莲子、百合分别洗净，去除杂质。将所有材料放入炖盅或锅中，加入足够的清水，用大火煮沸后，转小火慢炖约2小时，直至猪肉熟烂及莲子、百合软糯。根据个人口味加入适量盐调味即可。

功效：养心安神，补气养血。

禁忌：大便燥结者、体质偏寒者、腹部胀满者、消化不良者慎食。

青菜猪肝汤

食材：猪肝100克，青菜、西红柿、姜片、清水各适量。

做法：将猪肝洗净切片，青菜洗净切段。先将猪肝放入汤锅中，加适量清水和姜片煮沸，撇去浮沫，再煮至肉熟。加入切块的西红柿、青菜段，煮至青菜变软，加盐调味即可。

功效：补益气血。

禁忌：痛风患者、脾胃虚弱者、结石患者慎食。

小贴士：猪肉的搭配食用禁忌

猪肉与豆类：猪肉与豆类（如大豆）同食可能会导致腹胀、气滞等。

猪肉与羊肝：猪肉与羊肝一起烹炒易产生怪味，且羊肝味甘苦、性凉，而猪肉滋腻，二者同食可能导致气滞胸闷，影响健康。

猪肉与田螺：猪肉与田螺同食过于滋腻，易伤肠胃，影响消化。

猪肉与茶叶：食用猪肉后不宜立即饮茶，因为茶叶中的鞣酸会与猪肉中的蛋白质结合，形成不易消化的物质，可能导致便秘，甚至可能影响营养物质的吸收。

猪肉与其他：猪肉还与菊花、百合、杨梅等食物相克，同食可能引起不良反应。

此外，食用猪肉时应注意控制摄入量和烹调方式，避免摄入过多的脂肪和盐分。

四 鸡肉

鸡肉作为常见的肉类食品，不仅肉质细嫩、味道鲜美，而且富含优质蛋白质、维生素、矿物质、不饱和脂肪酸等多种营养成分，与猪肉、牛肉相比，鸡肉的脂肪含量相对较低。

在中医角度看，鸡肉性温，味甘，入脾、胃经，具有温中益气、补精填髓、益五脏、补虚损的功效，适用于脾胃虚弱、气血不足、肾精亏虚等人群食用。

当归炖鸡

食材：鸡肉500克，当归15克，红枣5颗，枸杞子少许，姜片几片，清水适量。

做法：鸡肉切块，与当归、红枣、枸杞子、姜片一同放入炖盅中，加适量清水，隔水炖约2小时，调味后即可食用。

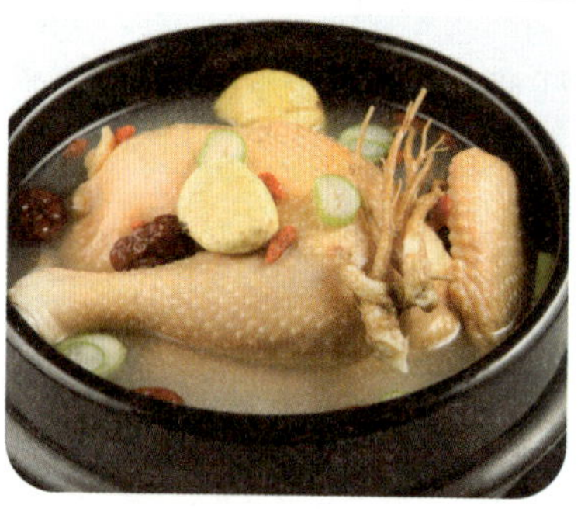

功效：补血活血，调经止痛。

禁忌：内热者、孕妇、肠胃疾病患者、感冒发热患者慎食。

黄芪鸡汤

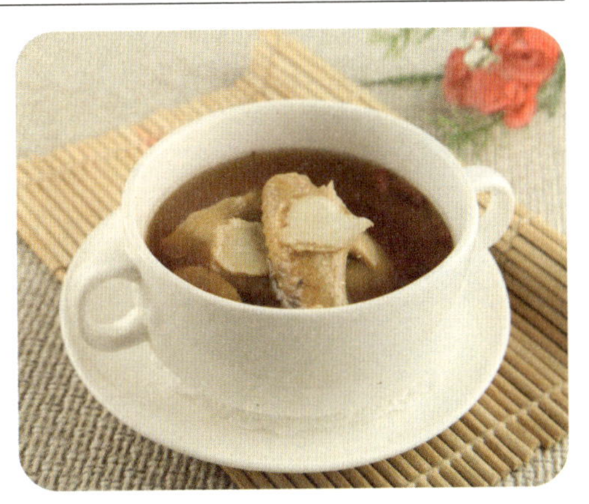

食材：鸡肉500克，黄芪20克，姜片、盐、清水各适量。

做法：鸡肉切块，与黄芪、姜片一同放入锅中，加足量清水，大火煮沸后转小火慢炖约1.5小时，加盐调味即可。

功效：益气固表，补益脾胃。

禁忌：体内有炎症的患者、孕妇、湿热患者、阴虚患者等慎食。

鸡肉炖土豆

食材：鸡肉块500克，土豆2个，姜片、盐、清水各适量。

做法：将鸡肉块与土豆（切块）一同放入锅中，加足量清水和姜片，大火煮沸后转小火慢炖约1小时至食材熟烂，加盐调味即可。

功效：温中益气，健脾和胃。

禁忌：不宜与柿子、香蕉共同食用。

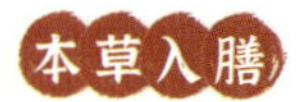

小贴士：鸡肉的搭配食用禁忌

鸡肉与鲤鱼：鸡肉温中益气，鲤鱼下气利水，一起食用可能会产生不良反应。

鸡肉与柿子：鸡肉与柿子一起食用会导致消化不良。柿子含有大量鞣酸，与高蛋白的鸡肉接触时容易形成凝块。

鸡肉与糯米：糯米不易消化，加上鸡肉中的蛋白质，容易增加胃肠负担，引起胃肠道不适。

鸡肉与芝麻、菊花：鸡肉与芝麻、菊花等食物相克，尽量避免同食。

此外，感冒发热者、内火偏盛者、高血压和血脂偏高者、痛风患者不可过多食用鸡肉。

第五节 水产品食材

人们在日常生活中会接触到很多水产类食品，水产类食品不仅以其鲜美的味道深受人们喜爱，更因其丰富的营养价值和独特的中医功效而备受推崇。

水产类食材通常可以分为鱼类（淡水鱼、深海鱼）、甲壳类（虾、蟹）、软体类（蛏、蛤蜊、蚝）、藻类（海带、紫菜）等，每类水产品食材都有其独特的营养价值和烹饪特点，适合不同的饮食需求和烹饪方式。

一 鲤鱼

鲤鱼是一种营养丰富的淡水鱼，富含高质量的蛋白质和不饱和脂肪酸，有助于促进消化和降低胆固醇；还含有丰富的维生素A、B族维生素、维生素D和维生素E，能够改善免疫力。此外，鲤鱼还可为人体提供钙、铁、磷、锌等矿物质，有助于骨骼健康。

中医认为，鲤鱼具有利水消肿、通乳下乳的功效，适用于水肿、产后乳汁不足及心悸、失眠等。

鲤鱼冬瓜汤

食材：鲤鱼1条（约500克），冬瓜300克，胡萝卜50克，生姜3片，葱2根，料酒1汤匙，盐、植物油、清水各适量。

做法：鲤鱼洗净，去鳞去内脏，切块备用；冬瓜、胡萝卜去皮切块，葱切段备用。热锅倒植物油，放入姜片、葱段炒香，加入鲤鱼块煎至两面金黄。加入适量清水煮沸，放入冬瓜块、胡萝卜块和料酒。小火炖煮20分钟，至冬瓜熟软，加入盐调味。继续煮2分钟即可。

功效： 利水消肿，清热解毒。

禁忌：脾胃虚寒者、感冒发热者等慎食。

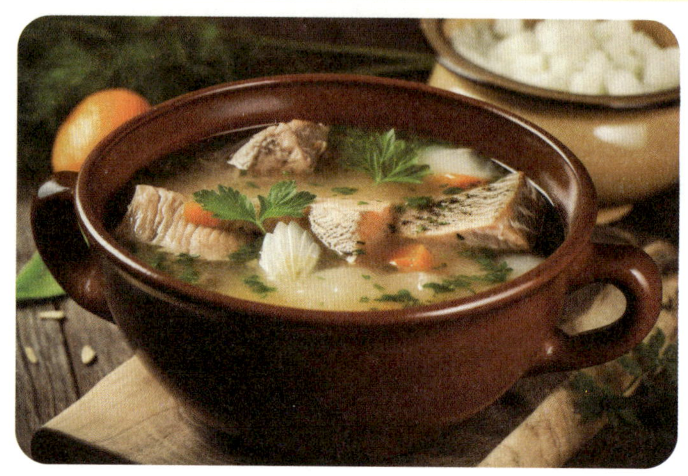

鲤鱼党参汤

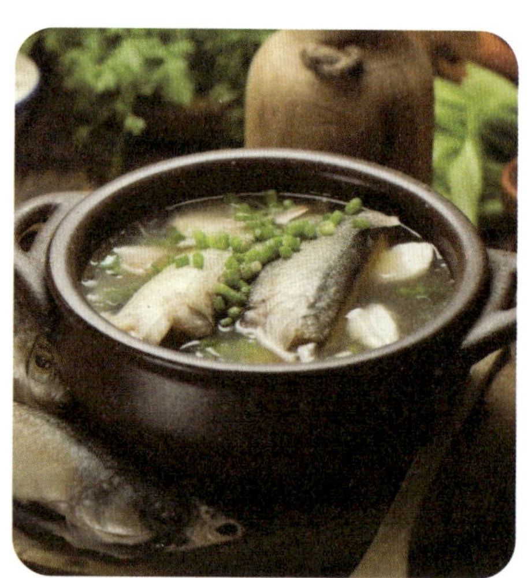

食材： 鲤鱼1条（约500克），党参15克，生姜3片，葱2根，盐、植物油、清水各适量。

做法： 鲤鱼洗净，去鳞去内脏，切块备用；党参洗净备用；葱切段。热锅倒植物油，放入姜片炒香，加入鲤鱼块煎至两面金黄。加入适量清水煮沸，放入党参。小火炖煮30分钟，至汤色浓白。加盐调味，撒上葱段即可。

功效： 补脾益肺。

禁忌：实火内盛、表邪未尽者慎食。

鲤鱼木瓜汤

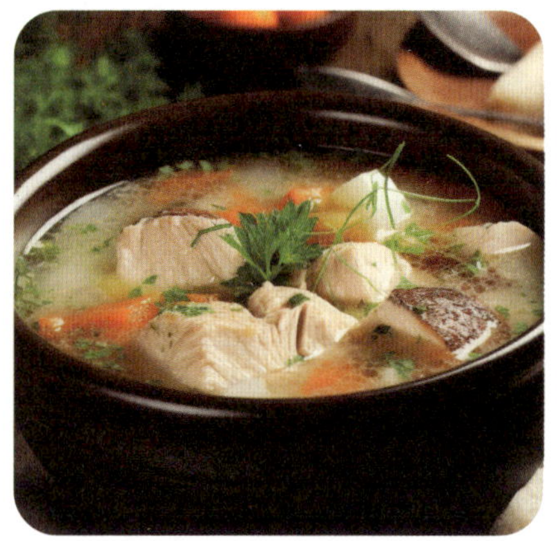

食材：鲤鱼1条（约500克），木瓜1个，生姜3片，葱2根，料酒1汤匙，盐、植物油、清水各适量。

做法：鲤鱼洗净，去鳞去内脏，切块备用；木瓜去皮去籽，切块备用；葱切段。热锅倒植物油，放入姜片炒香，加入鲤鱼块煎至两面金黄。加入适量清水煮沸，放入木瓜块和料酒。小火炖煮20分钟，至木瓜软烂。加盐调味，撒上葱段即可。

功效：补脾益气，舒筋活络。

禁忌：孕妇、腹泻患者慎食，忌与海鲜同食。

小贴士：鲤鱼的搭配食用禁忌

鲤鱼与猪肝：鲤鱼与猪肝同食可能会影响营养吸收，导致食物的营养价值降低。

鲤鱼与牛肉：鲤鱼与牛肉同食可能会引起消化不良，因为两者的蛋白质结构不同，难以同时消化。

鲤鱼与荞麦：鲤鱼与荞麦同食可能会引起消化不良，导致胃肠不适。

鲤鱼与芹菜：鲤鱼与芹菜同食可能会影响铁的吸收，降低食物的营养价值。

鲤鱼与甘草：鲤鱼与甘草相克，同食可能导致身体不适。

此外，过敏者、痛风患者、消化不良者应注意适量食用鲤鱼。

二 虾

虾是一种高营养、低热量的优质水产品食材，富含优质蛋白质和矿物质。虾中的蛋白质易于消化吸收，有助于增强肌体组织修复。虾还富含多种矿物质，如钙、磷、铁、镁和锌，有助于骨骼健康和改善免疫力。虾中的维生素B_{12}和维生素E含量丰富，有助于维持神经系统的正常功能和抗氧化。此外，虾还含有丰富的ω-3脂肪酸，有助于心血管健康。总之，虾是一种营养全面的食材，适合各种人群食用。

在中医理论中，虾具有补肾壮阳、益气通乳、强筋健骨、健脾开胃、托毒的功效。它不仅可以缓解肾阳不足、气血不足和食欲不振等症状，还能强健骨骼、促进乳汁分泌，并有助于皮肤健康和延缓衰老，适量食用虾可以起到食疗保健的作用。

韭菜炒虾仁

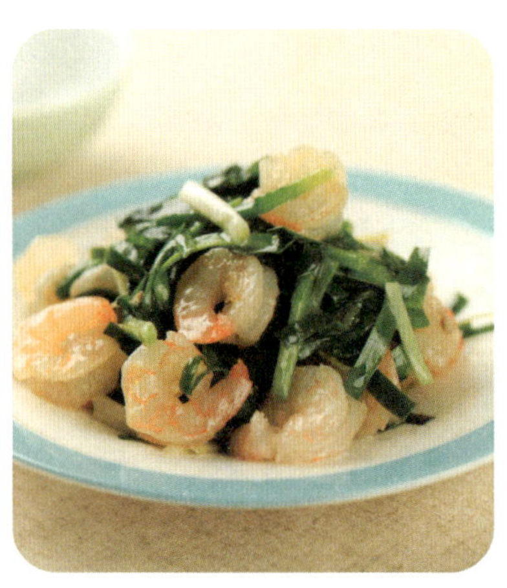

食材：虾仁200克，韭菜150克，生姜3片，料酒1汤匙，盐、植物油各适量。

做法：虾仁洗净，去虾线，沥干水分，用料酒和盐腌制10分钟；韭菜洗净，切段备用。热锅倒植物油，放入姜片炒香。加入腌制好的虾仁，翻炒至虾仁变色。放入韭菜段，快速翻炒均匀，加入盐调味。翻炒至韭菜变软即可。

功效：补肾壮阳。

禁忌：阴虚火旺者、皮肤瘙痒症患者慎食。

香葱虾仁粥

食材：虾仁100克，大米100克，生姜2片，香葱、盐、清水各适量。

做法：大米洗净，放入锅中，加入适量清水煮开；香葱切段；虾仁洗净，去虾线，沥干水分。待粥煮至米粒软烂，加入姜片，继续煮10分钟。最后加入虾仁，煮至虾仁变色，加入香葱、盐调味即可。

功效：养胃健脾，益气养血。

禁忌：阴虚内热者、糖尿病患者忌食。

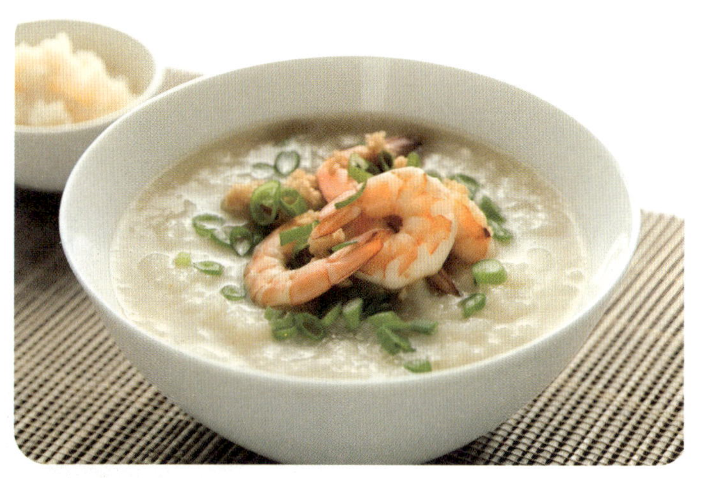

小贴士：虾的搭配食用禁忌

1. 虾应避免与维生素C含量高的水果和蔬菜同食。
2. 虾与南瓜一起食用可能会引起腹泻等症状。
3. 虾中含有大量蛋白质，过多食用可能会出现腹胀、腹泻等消化不良的症状。此外，虾属于温热性食物，过多食用可能会上火，出现口腔溃疡等。因此，在食用虾时需要注意控制摄入量。
4. 虾头中容易聚集毒素、寄生虫等，通常不建议食用。

三 牡蛎

牡蛎是一种高蛋白、低脂肪、富含多种营养成分的海产品。其肉质肥美爽滑，含有丰富的蛋白质、氨基酸、B族维生素、钙、磷、铁、锌等。具体来说，干牡蛎肉的蛋白质含量高达45%～57%，钙含量接近牛奶。此外，牡蛎还是含锌量较高的天然食品之一，每天食用2～3个牡蛎即可满足人体全天的锌需求。

中医认为，中药材牡蛎不仅能够平肝潜阳、收敛固涩，对于肝阳上亢、头晕目眩、自汗盗汗等症状有较好疗效，还能镇惊安神，有助于改善失眠多梦、心悸不安等神经衰弱症。同时，牡蛎的软坚散结作用，对于痰核、瘰疬等病症也有一定治疗效果。

牡蛎海带汤

食材：新鲜牡蛎、海带、姜、食盐、清水、料酒、胡椒粉各适量。

做法：取新鲜牡蛎肉适量，清洗干净备用；海带适量，提前泡发并清洗干净，切成丝状；姜切碎备用。将牡蛎肉、海带丝、姜碎一同放入砂锅中，加入适量清水和少许料酒，大火烧开后转小火慢炖约1小时。根据个人口味加入食盐和胡椒粉调味即可食用。

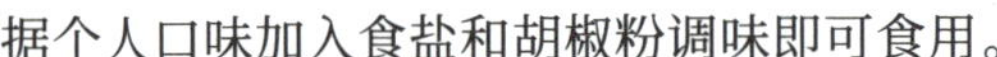

功效：利尿消肿，软坚消痰。

禁忌：脾胃虚寒者、腹胀和便秘患者慎食。

牡蛎黑豆粥

食材：牡蛎、黑豆、黑米、清水、食盐、麻油各适量。

做法：取牡蛎肉20个，洗净切小块；黑豆提前泡水一夜；黑米泡水30分钟备用。将黑豆、黑米放入锅中，加入适量清水煮成粥。待粥快熟时，加入牡蛎和适量食盐，继续煮熟。最后淋上少许麻油即可食用。

功效：益精养血，涩精敛汗。

禁忌：脾胃虚寒者、腹胀和便秘患者慎食。

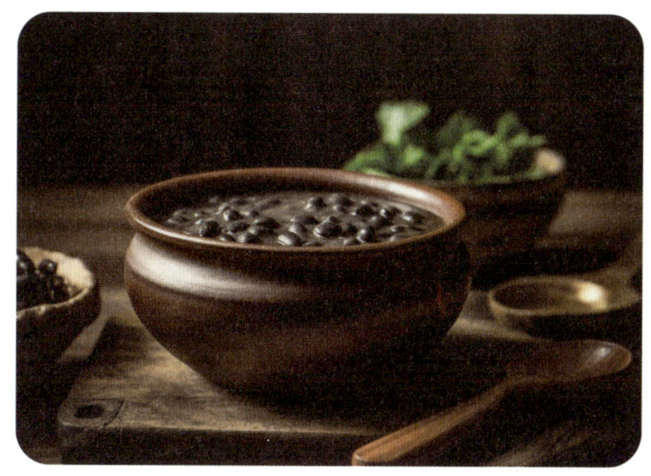

小贴士：牡蛎的搭配食用禁忌

1. 不宜与寒性食物同食：如茄子、莲藕、黄瓜、苦瓜、丝瓜、冬瓜、柿子、西瓜、菠萝、梨、竹笋、萝卜、菠菜和绿豆等。
2. 不宜与含鞣酸较多的食物同食：如柿子、山楂等。
3. 不宜与芹菜、高粱米、玉米同食。

此外，脾胃虚寒者、消化不良者应适量食用。

四 紫菜

紫菜富含碘元素，是补充碘的重要食物来源，有助于预防和治疗因缺碘引起的甲状腺肿大。紫菜还含有丰富的蛋白质、膳食纤维、胆碱、钙、铁、维生素C等营养成分。这些成分共同作用，为人体提供了全面的营养支持。紫菜中铁元素和维生素B_{12}含量丰富，有助于促进血红蛋白的生成，增强造血功能。紫菜降血脂的功效主要得益于其所含的不饱和脂肪酸和紫菜多酚，这些成分有助于防止血栓形成，对防治高脂血症、动脉粥样硬化等心血管疾病有益。此外，紫菜还富含钙元素，对预防骨质疏松、促进骨骼和牙齿的生长有积极作用。

中医认为，紫菜性寒，味甘、咸，归肺、脾、肾经，具有化痰软坚、清热利水的功效。紫菜能促进尿液排出，有助于缓解小便不利及水肿等症状。

紫菜萝卜汤

食材：紫菜15克，白萝卜20克，葱花、盐各适量。

做法：将白萝卜洗净切丝，紫菜剪碎，共放入锅内，加水煎煮半小时，出锅前加少许盐调味，点缀葱花即可。

功效：软坚散结，行气消食。

禁忌：脾胃虚寒者、腹泻者慎食。

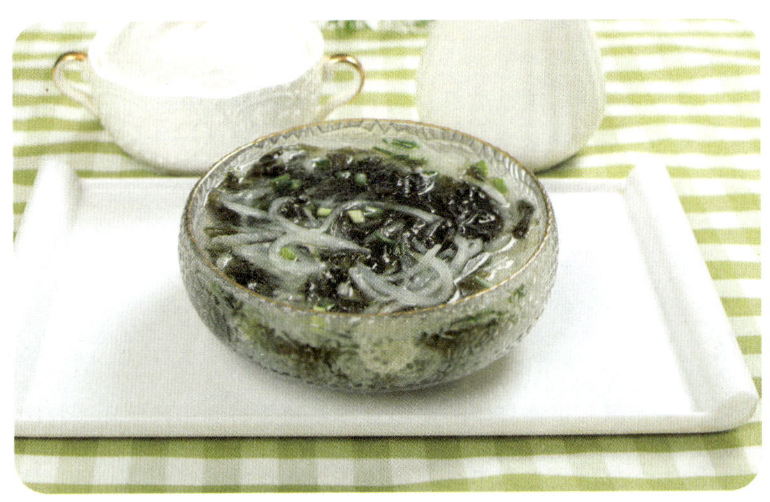

紫菜冬瓜汤

食材：紫菜10克，冬瓜250克，食盐、清水各适量。

做法：冬瓜去皮切块，与紫菜一同放入锅中，加适量清水煮汤，煮至冬瓜熟烂后加少许食盐调味即可。

功效：利水消肿。

禁忌：孕妇及脾胃虚寒、阳虚肢冷者忌食。

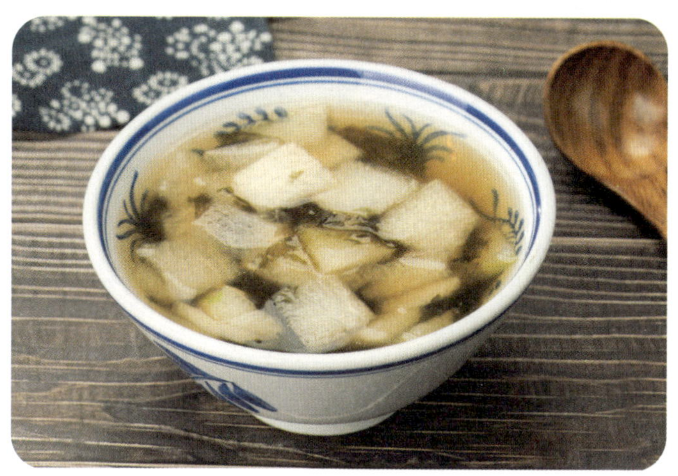

紫菜蛋花汤

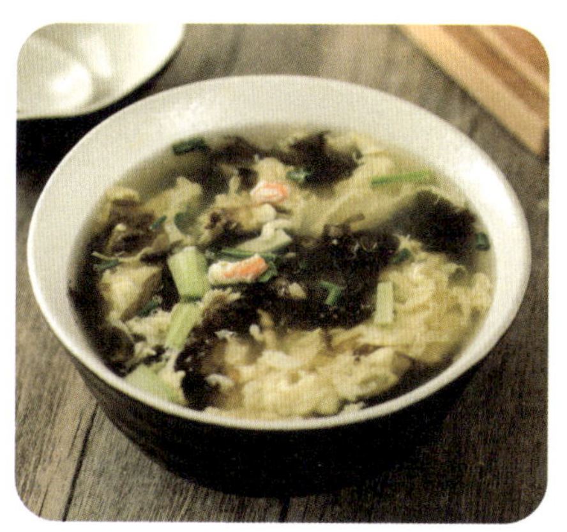

食材：紫菜10克，鸡蛋1个，清水、食盐、香油各适量。

做法：紫菜撕碎，鸡蛋打散备用。锅中加适量清水烧开，放入紫菜煮沸，再倒入打散的鸡蛋液，待蛋花成型后加少许食盐和香油调味即可。

功效：清热化痰。

小贴士：紫菜的搭配食用禁忌

紫菜与柿子：柿子所含的鞣酸能和紫菜中的蛋白质和钙盐生成沉淀物，这种沉淀物会刺激肠胃，引发恶心、便秘等症状。

紫菜与茶叶：茶叶里面的单宁与紫菜中的蛋白质结合可生成不易消化吸收的鞣酸蛋白，易导致便秘。

紫菜与高膳食纤维食物：紫菜本身含有丰富的膳食纤维，如果同时食用过多富含膳食纤维的食物（如坚果、梅干菜、竹笋干等），会加重肠道负担，导致肠胃不适。

第三章 十种体质的食疗

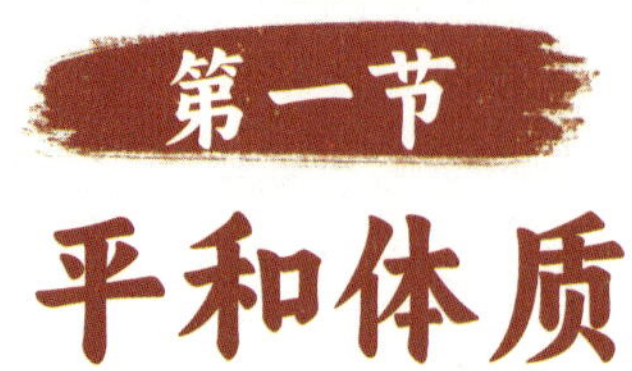

平和体质

平和体质是一种阴阳气血调和的状态，以体态适中、面色红润、精力充沛、脏腑功能强健为主要特征。

一 常见表现

肤色：面色红润，有光泽。

外观：头发稠密有光泽，目光有神，鼻色明润，唇色红润。

精神：精力充沛，耐受寒热，不易疲劳。

二 辨别要点

说话声音宏亮，心理素质好，随和开朗，情绪稳定，耐受寒热，睡眠良好，能够较好地适应外界自然和社会环境变化。

三 舌脉表现

舌象：舌质淡红，舌苔薄白。

脉象：从容和缓，柔和有力。

四 食疗特点

原则：适当调养气血。

食材：大枣、山药、黄精、玉竹、薏苡仁、百合、枸杞子、莲子、龙眼肉等。

五 辨体施膳

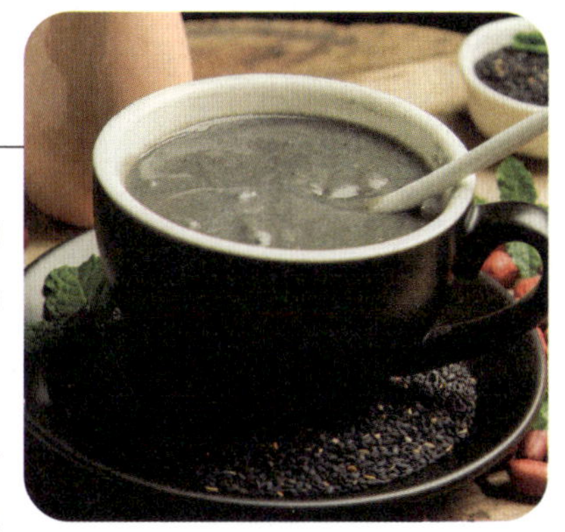

山药芝麻糊

食材： 山药15克，黑芝麻、冰糖各120克，玫瑰酱6克，鲜牛奶200毫升，粳米60克，清水适量。

做法： 粳米洗净浸泡1小时，山药洗净去皮切小粒，黑芝麻炒香。将粳米、山药粒、黑芝麻放入搅拌器加水和鲜牛奶打成糊，锅中加入清水和冰糖溶化后烧沸，将芝麻糊慢慢倒入锅内，放入玫瑰酱不断搅拌煮熟即可。

功效： 健脾益肾，补益精血。

玉米花生粥

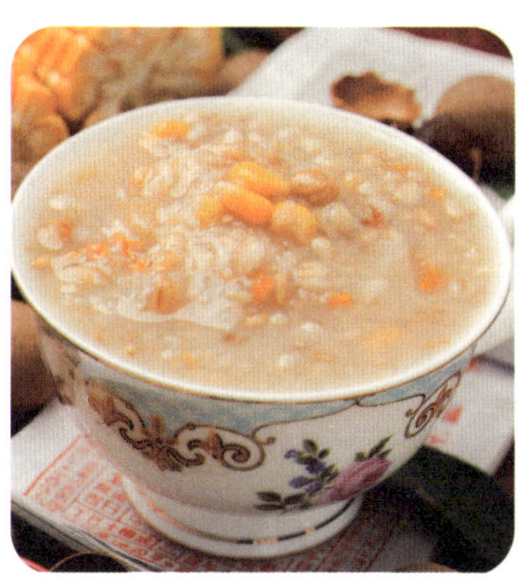

食材： 糯米60克，玉米粒10克，花生20克，清水600毫升，冰糖适量。

做法： 先将花生、玉米粒洗净，糯米洗净，浸泡在水中。花生、糯米、600毫升清水加入锅中，小火煮40分钟，加入玉米粒再熬煮15分钟，加冰糖适量，即可食用。

功效： 补中益气，健脾和胃。

六 食疗宜忌

平和体质，不宜偏补、贪补。

第二节

气虚体质

气虚体质是指人体脏腑功能失调，气化生不足，以气息低弱、脏腑功能低下为主要特征。

一 常见表现

肤色：面色苍白。

外观：声音低微，多汗自汗。

精神：倦怠无力，气短懒言。

二 辨别要点

心气虚者常见怔忡，惊悸不安，气短且活动时加重等；肺气虚者见咳嗽无力，气短懒言，声微自汗等；脾气虚者见食欲不振，腹胀，消瘦，大便溏薄，面色萎黄等；肾气虚者见腰腿酸软，头晕耳鸣，小便频数且清长，下肢浮肿，性欲低下等；肝气虚者较少见。

三 舌脉表现

舌象：舌质淡，舌苔白。

脉象：弱而无力。

四 食疗特点

原则：益气健脾，养肺益肾。

食材：黄芪、人参、小米、白扁豆、白术、龙眼肉、茯苓、大枣、鹌鹑蛋、土豆、粳米、糯米等。

五 辨体施膳

黄芪羊肉汤

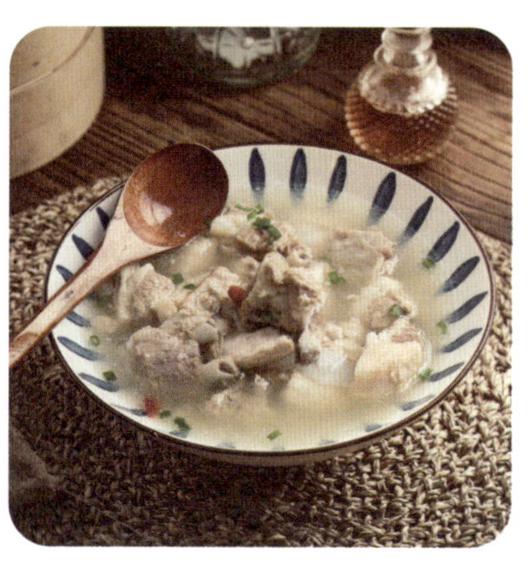

食材：羊肉（肥瘦）500克，黄芪20克，枸杞子5克，花椒2克，八角2克，姜10克，盐10克，小葱10克。

做法：将羊肉洗净，切成块；羊肉块放入炖锅内，加入黄芪、枸杞子、花椒、八角、姜、小葱，然后加入3倍于羊肉的清水，放入盐，慢火炖烂，捞出花椒、八角、黄芪后即成。

功效：温补脾胃，补中益气。

黄芪童子鸡

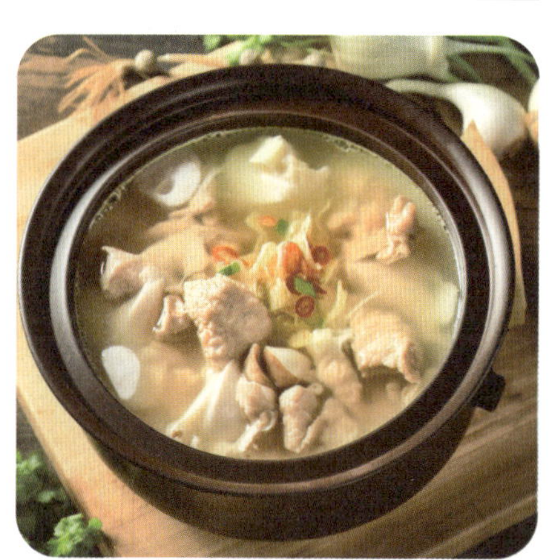

食材：童子鸡1只，生黄芪9克，葱、姜、红辣椒、盐、清水各适量。

做法：童子鸡1只洗净切块，焯水，捞入煲中。放入适量清水、黄芪、葱、姜，待童子鸡煲至熟烂加入盐调味，点缀红辣椒即可。

功效：补益脾肺，强筋健骨。

六 食疗宜忌

气虚体质，忌食味苦、性寒凉的食物制成的药膳，如苦瓜汤、金银花汤等；忌食味辛辣、性大热的食物（如肉桂、胡椒等）制成的药膳，以免损耗正气，加重气虚；忌寒湿、油腻、厚味食物。

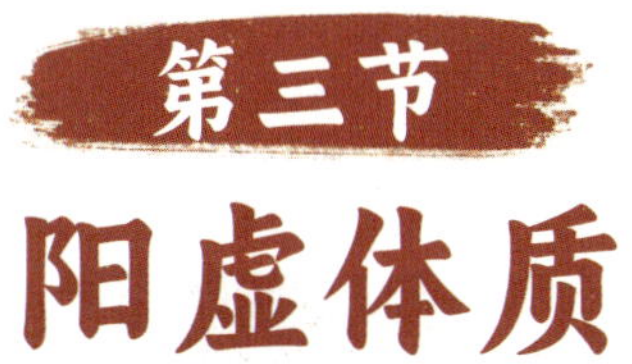

阳虚体质

阳虚体质指当人体脏腑功能失调时出现的体内阳气不足、阳虚生里寒的表现，往往以气虚为前提，且伴有寒象。久病体虚、先天不足、寒邪伤阳，均可出现阳虚征象。

一 常见表现

肤色：面色㿠白。

外观：口唇色淡，易出汗，气短，畏寒喜暖，四肢不温。

精神：神疲、乏力。

二 辨别要点

心阳虚者，除心气虚的基本症状外，兼见四肢不温、冷汗等；脾阳虚者，除脾气虚的基本症状外，兼见脘腹冷痛、四肢发冷、肢体浮肿、久泻不止、小便清长；肾阳虚者，除肾气虚的基本症状外，兼见畏寒肢冷、腰酸腿痛、遗精滑精、夜尿频多、阳痿早泄等。

三 舌脉表现

舌象：舌淡苔白。

脉象：脉沉迟（细弱）无力。

四 食疗特点

原则：温肾助阳，益气暖脾。

食材：花椒、丁香、虾、山茱萸、菟丝子、巴戟天、杜仲、补骨脂、干姜、羊肉、狗肉等。

五 辨体施膳

葱白炒鲜虾仁

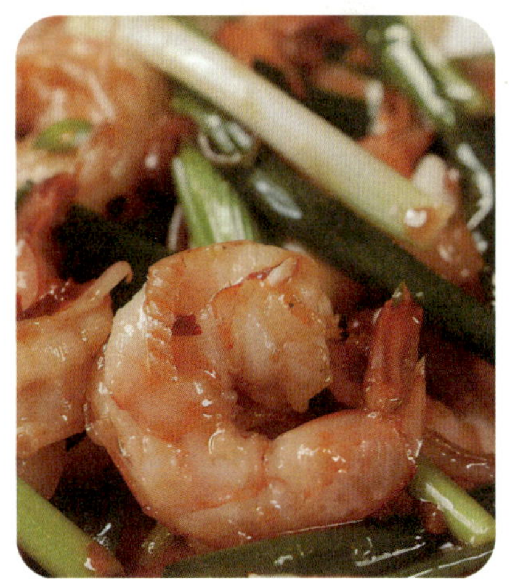

食材：葱白250克，鲜虾400克，姜、植物油、黄酒、盐各适量。

做法：葱白洗净，切段，鲜虾剥去壳洗净，姜切成末备用。烧热锅，加入植物油，先将葱白段、姜末下锅炒香，再放鲜虾，烹黄酒，连续翻炒，至虾快熟透时放入适量盐翻炒均匀，起锅装盘即可。

功效：补肾壮阳。

锁阳红糖饮

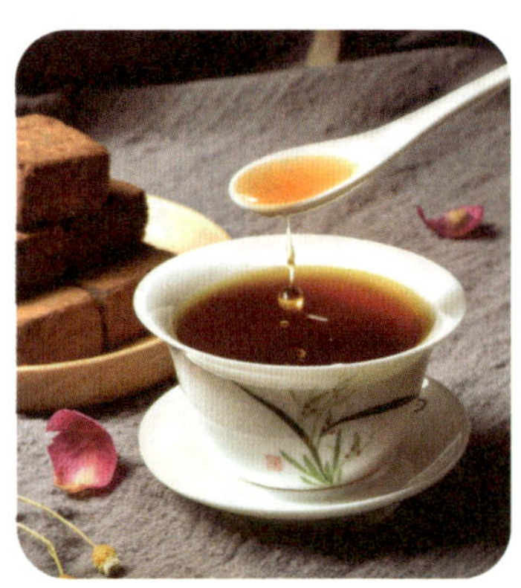

食材：锁阳12克，红糖60克，清水适量。

做法：将锁阳洗净、切片，放入砂锅中，加清水适量，浸泡20分钟后煎煮，先武火煮至沸，改文火煮30分钟取汁。捞出中药渣，药汤兑入红糖即可饮用。

功效：补肾助阳。

六 食疗宜忌

阳虚体质，忌食生冷寒凉之品，如西瓜、梨、藕、苦瓜等，否则，易损伤阳气，使寒邪益盛，寒气日久，从而变生他病。

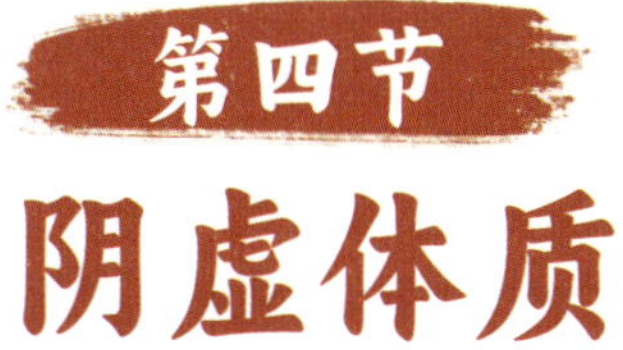

阴虚体质

阴虚体质指当脏腑功能失调时，出现体内阴液不足、阴虚生内热的证候。阴虚体质常由于先天不足，或后天失养，或房事过度，或热病后期，或失血耗液等导致。

一 常见表现

肤色：面热颧红，午后更盛。

外观：口干唇红，低热潮热，手足心热。

精神：心烦意躁。

二 辨别要点

阴虚证还可见大便干燥，尿黄且少，或经期提前，色暗量少，盗汗，遗精等。心阴虚在阴虚症状的基础上，可兼见心悸健忘、心慌不安、失眠多梦、潮热盗汗等；肝阴虚在阴虚症状的基础上，可兼见头昏胀痛、目眩、眼干怕光、两胁隐痛、烦躁不安等；肺阴虚在阴虚症状的基础上，可兼见干咳少痰、痰中夹带血丝、潮热盗汗、咽燥声嘶等；肾阴虚在阴虚症状的基础上，可兼见头晕、耳鸣、腰酸乏力、遗精早泄等。

三 舌脉表现

舌象：舌红绛干，苔少。

脉象：脉细数。

四 食疗特点

原则：补益肝肾，滋阴降火，养心安神。

食材：白芍、桑椹、松子、银耳、百合、五味子、女贞子、旱墨莲、麦冬、天冬、阿胶、黄精、熟地黄、甲鱼、乌贼等。

五 辨体施膳

秋梨藕汁饮

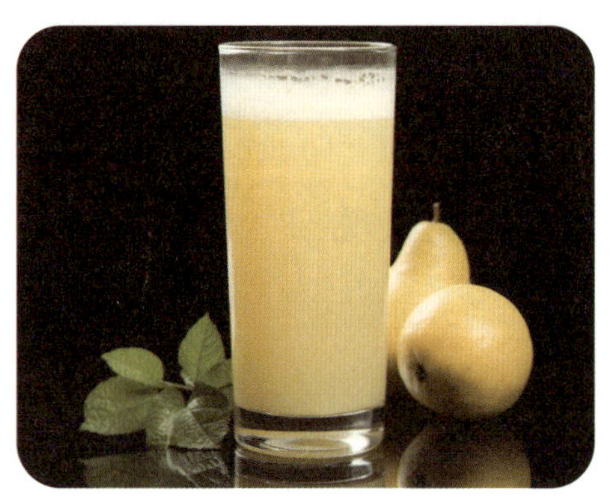

食材：秋梨500克，藕500克，白砂糖适量。

做法：将秋梨去皮、核，藕洗净，两者均切碎，加清水压榨取汁，加白砂糖即可。

功效：清热润肺，化痰止咳。

葛根粉粥

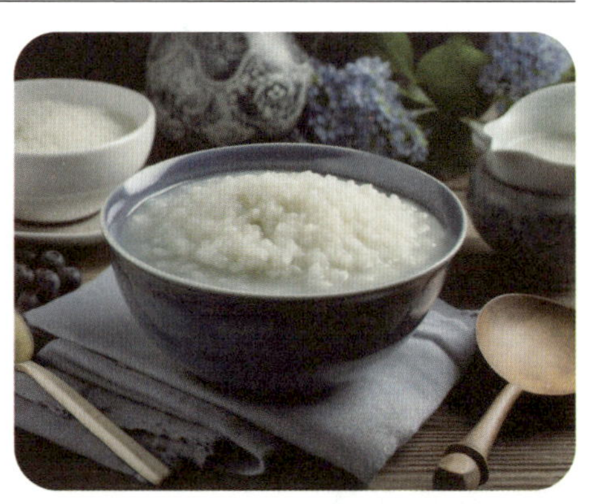

食材：葛根粉30克，粳米100克，清水适量。

做法：粳米洗净，放锅内，加适量清水，先用武火煮沸，再用文火煮至粥将成时放入葛根粉煮熟成粥。

功效：生津止渴，健脾滋阴。

六 食疗宜忌

阴虚体质，宜食甘凉滋润的食物，慎食羊肉、狗肉、韭菜、辣椒等温热之品；忌油腻厚味、辛辣之品，如油炸食品、姜汤、酸辣汤，以免损伤阴液，加重阴虚的症状。

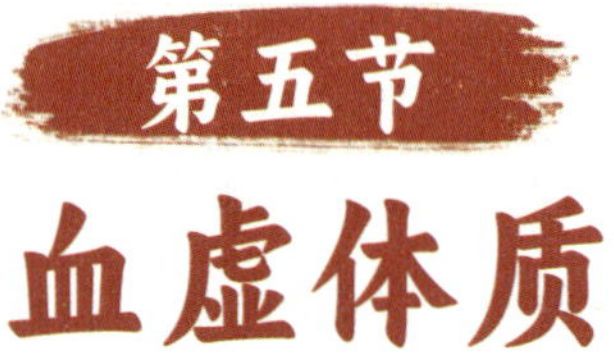

第五节 血虚体质

血虚体质是指营血不足，濡养功能减弱，常因先天体质差、失血过多或生血不足而致，女性多于男性。

一 常见表现

肤色：面色淡白或萎黄。

外观：肢体麻木，屈伸不利，毛发干枯，肌肤干燥、发痒，眼睑、唇甲缺乏血色，爪甲淡白。

精神：神疲乏力。

二 辨别要点

心血虚者，在血虚症状的基础上，可兼见心悸怔忡、头晕健忘等；肝血虚者，在血虚症状的基础上，可兼见头昏眼花、肢端麻木、屈伸不利、月经延期、经血色淡量少等。

三 舌脉表现

舌象：舌淡。

脉象：脉细无力。

四 食疗特点

原则：养血补血，兼以补气。

食材：阿胶、白芍、熟地黄、枸杞子、当归、海参、红糖、牛肝、羊肝、黄精、黄豆、花生、黑木耳、黑米、乌骨鸡、菠菜、猪肉、羊肉、甲鱼、番茄、黄鳝等。

五 辨体施膳

龙眼桑椹汤

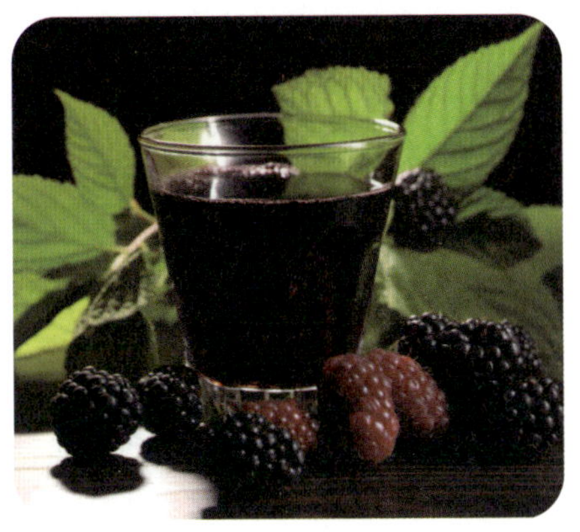

食材： 龙眼肉15克，桑椹300克，蜂蜜、清水各适量。

做法： 将龙眼肉及桑椹放锅内加清水煮，至龙眼肉膨胀后倒出，待凉后加入适量蜂蜜。

功效： 补心养脾，益肾补血。

归杞炖母鸡

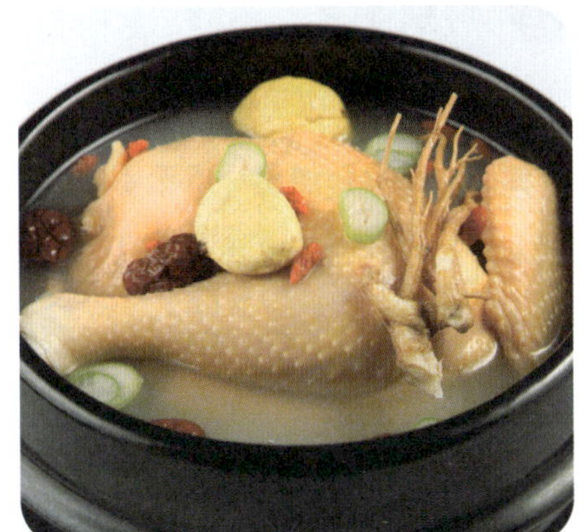

食材： 母鸡1只，当归15克，栗子15克，枸杞子15克，红枣10克，葱花、姜片、黄酒、盐、清水各适量。

做法： 母鸡宰杀、洗净；将当归、栗子、枸杞子、红枣、葱花、姜片、黄酒、盐同放鸡腹内，缝合后放入砂锅，加清水适量，烧沸后文火炖至熟透。

功效： 补血调经，补肾健骨。

六 食疗宜忌

血虚体质，禁食油腻厚味、香燥之物。

第六节

痰湿体质

痰湿体质是指当人体脏腑功能失调，影响肺、脾、肾等的气化功能，进而导致水液不能正常输布，水湿停聚，聚湿成痰。肥胖者、喜食肥甘厚味者多属此种类型。

一 常见表现

肤色：面色暗淡。

外观：汗多且黏，腹部肥满。

精神：精神倦怠，身体沉重乏力。

二 辨别要点

痰湿蕴肺，可见咳嗽反复发作，痰多黏腻或稠厚成块，色白或带灰色，进食甘甜油腻食物加重；痰湿中阻，可见腹部痞塞不舒，进食尤甚，口甜而黏，口干不饮，中脘易痞满，胸闷，头晕目眩，身重困倦，恶心呕吐，纳呆；痰湿蒙窍，可见头重昏蒙，胸闷恶心，呕吐痰涎，食少困乏。

三 舌脉表现

舌象：苔多腻。

脉象：脉或濡或滑。

四 食疗特点

原则：健脾利湿，化痰泄浊。

食材：赤小豆、萝卜、百部、砂仁、海带、海藻、茯苓、薏苡仁、白果、金橘、荷叶、桔梗、丝瓜、冬瓜皮、白芍、陈皮。

五 辨体施膳

赤豆山药粥

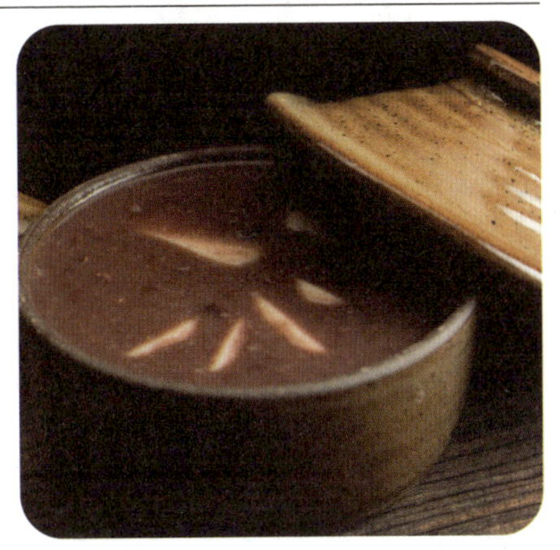

食材：赤小豆50克，山药100克，盐、清水各适量。

做法：山药洗净切块，下入锅中，注入适量清水，加入赤小豆，用中火煮至汤浓。再调入盐煮透即可。

功效：健脾清热除湿。

甘草桔梗茶

食材：桔梗、甘草各10克。

做法：桔梗、甘草共为粗末，和匀过筛，开水冲泡即可。

功效：清热润肺，祛痰。

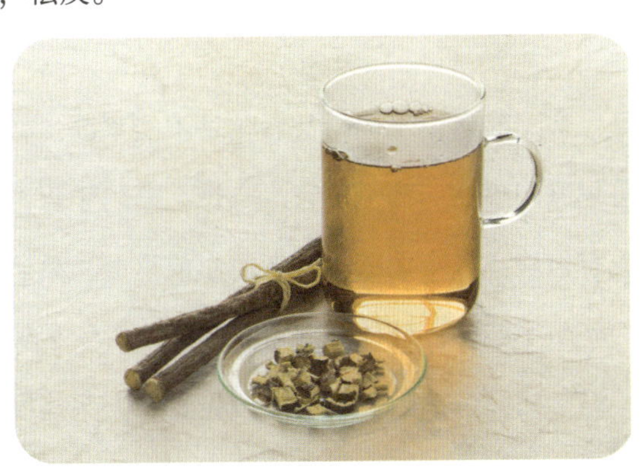

六 食疗宜忌

痰湿体质，慎食肥甘油腻、辛辣食物或发物、厚味滋补之品等。戒烟酒，烟为辛热秽浊之物，易生热助湿；酒性热而质湿，饮酒无度，必助热生痰。

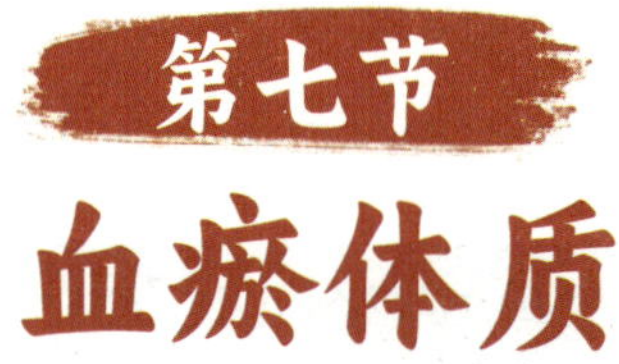

第七节 血瘀体质

血瘀体质是指当人体脏腑功能失调时，易出现体内血液运行不畅，或体内出血不能消散而形成瘀血内阻。引起血瘀的常见原因有寒凝、气滞、气虚、外伤等。

一 常见表现

肤色：面色晦暗，皮肤色素沉着。

外观：肌肤甲错，口唇爪甲紫黯，或皮下紫斑。

精神：性格内向，心烦易怒，记忆力下降。

二 辨别要点

瘀阻于肺，可见胸痛咳嗽，气促，甚者喘息不能平卧，胸闷如塞，心悸不宁；瘀阻于心，可见胸闷疼痛，痛引肩背，心悸；瘀阻于胃，可见胃痛，按之痛甚，食后加剧或有包块，入夜尤甚，甚者便血或呕血；瘀阻于肝，可见胁痛痞块，入夜尤甚；瘀阻于肢体，肢体局部可见肿痛或青紫；瘀阻于胞宫，可见少腹疼痛，月经不调，痛经；瘀阻于脑窍，可见眩晕，头痛经久不愈，兼见失眠、耳鸣、耳聋。

三 舌脉表现

舌象：舌质紫黯或有瘀点，舌下络脉紫黯或增粗。

脉象：脉涩。

四 食疗特点

原则：活血化瘀，行气解郁。

食材：丹参、红花、桃仁、当归、地黄、月季花、玫瑰花、五加皮、香橼、橘红、三七、川芎、地榆、续断、佛手、海带、海藻、紫菜、黑木耳、山楂、胡萝卜等。

五 辨体施膳

山楂粥

食材：山楂20克，紫米60克，红糖、清水各适量。

做法：将山楂洗净切碎，与紫米一起入锅，加适量清水，小火煮成稠粥，红糖调味即可。

功效：行气散瘀，健脾和中。

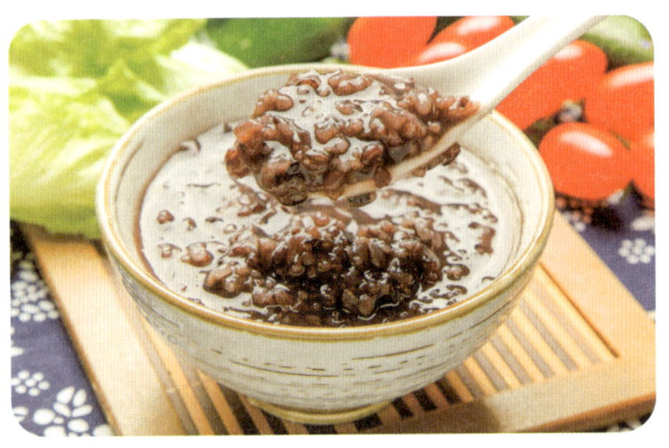

三七炖鸡

食材：三七10克，母鸡一只，枸杞子、红枣各若干，生姜、葱花、料酒、食盐、酱油、味精各适量。

做法：三七用温水浸软后切成条，枸杞子和红枣洗净，生姜洗净切片，待用。

将三七、红枣、枸杞子、生姜片、葱花、料酒、食盐、酱油拌匀，装入鸡腹内，把处理好的母鸡放入盆中（鸡腹部朝上），加盖后置锅内蒸炖。2～3小时后，加适量味精调味即可。

功效：活血滋阴，补血益气。

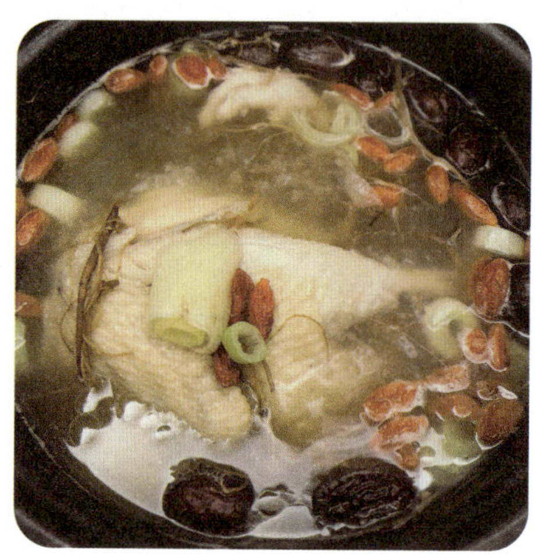

六 食疗宜忌

血瘀体质，慎食冰淇淋、冰冻饮料等寒凉之品。

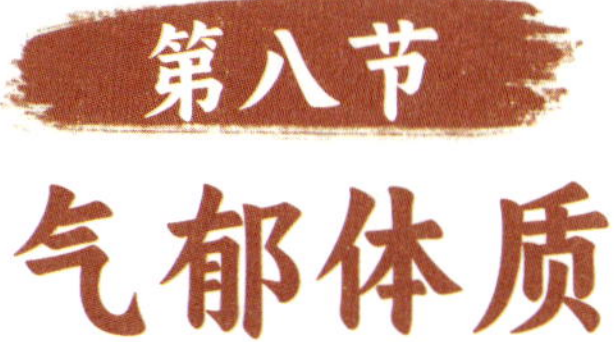

第八节 气郁体质

气郁体质是指由于长期情志不畅、气机郁滞而导致的以性格内向，情绪不稳、忧郁脆弱、敏感多疑为主要表现的一种体质，常因病邪内阻、七情郁结、劳逸过度等而致。

一 常见表现

肤色：面色苍暗或萎黄。

外观：善太息，嗳气呃逆，咽间有异物感。

精神：精神抑郁，忧虑脆弱，多愁善感。

二 辨别要点

性格内向，情绪不稳定，或忧郁寡欢，胸闷不舒，时欲太息，胸胁胀痛或窜痛，小腹胀痛，乳房胀痛，月经不调，痛经，易患梅核气、脏躁、郁证等病症。

三 舌脉表现

舌象：舌淡红，苔薄白。

脉象：脉弦。

四 食疗特点

原则：疏肝理气，调畅气机。

食材：玫瑰花、柴胡、代代花、枳壳、当归、萝卜、川芎、佛手、青皮、大麦、荞麦、香附、郁金、槟榔等。

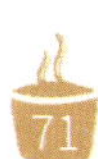

五 辨体施膳

佛手甲鱼汤

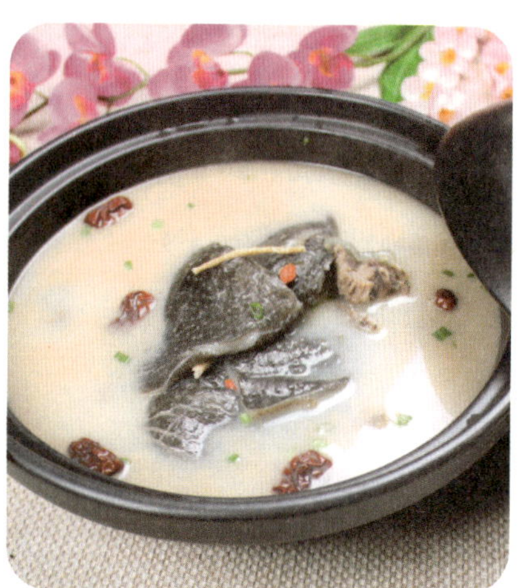

食材： 佛手10克，白花蛇舌草30克，半边莲20克，红枣10枚，甲鱼1只，盐、清水适量。

做法： 甲鱼去内脏洗净切块；将佛手、白花蛇舌草、半边莲、红枣4味药用水浓煎2次，取汁300毫升，同甲鱼一起放入锅中，放入盐，炖熟食用。

功效： 疏肝解郁，利水消肿。

佛手陈皮茶

食材： 佛手3克，陈皮3克，绿茶3克。

做法： 将佛手、陈皮、绿茶，放入杯中，用沸水冲泡。

功效： 燥湿健脾、行气解郁。

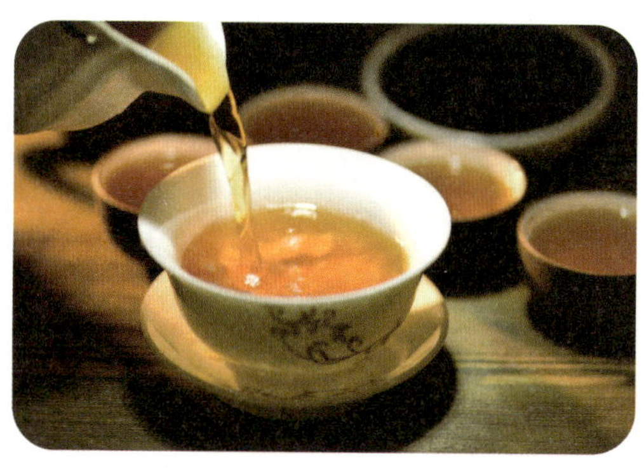

六 食疗宜忌

气郁体质，慎食过量寒凉、辛辣、腌、熏类等有刺激性的食物。

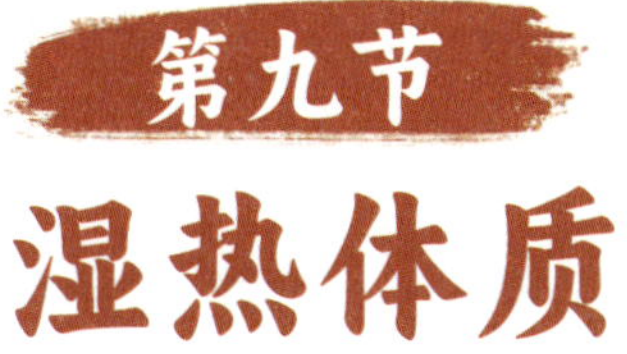

第九节 湿热体质

湿热体质是由于气候潮湿或涉水淋雨或居室潮湿，使外来水湿入侵人体，或体虚消化不良，或暴饮暴食，或脾虚又有外湿侵袭，导致湿气困阻脾胃，湿困日久化热，形成湿热。

一 常见表现

肤色：面部或鼻尖油光。

外观：形体偏胖或偏瘦，易生粉刺、疮疖，口苦，口干，口气重。

精神：身重疲倦，烦躁易怒。

二 辨别要点

口苦，口干，眼睛红赤，身重困倦，大便黏滞不畅，小便短黄，男性易阴囊潮湿，女性带下增多。发热多在午后明显，并不因出汗而减轻。具体表现因湿热所在部位的不同而有差别：在皮肉则为湿疹或疔疱；在关节筋脉则局部肿痛；在脾胃，可见脘闷腹满，恶心厌食，便稀溏，尿短赤；在肝胆，则表现为肝区胀痛，口苦，食欲差，或身目发黄，或发热怕冷交替；在膀胱，则见尿频、尿急，涩少而痛，色黄浊；在大肠，则见腹痛、腹泻，甚至里急后重，泻下脓血便，肛门灼热。

三 舌脉表现

舌象：舌质偏红，苔黄腻。

脉象：脉滑数。

四 食疗特点

原则：清热利湿，健脾祛湿。

食材：土茯苓、木棉花、茵陈、鸡骨草、车前草、赤小豆、薏苡仁、莲子、苦瓜、绿豆、空心菜、黄瓜、冬瓜、丝瓜等。

五 辨体施膳

薏苡仁二豆粥

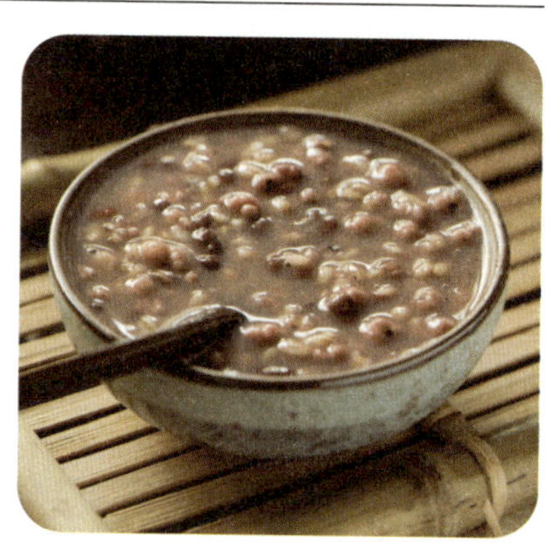

食材：薏苡仁、赤小豆、绿豆各50克，清水适量。

做法：将上述食材洗净入锅，加适量水，小火煮至粥成即可。

功效：健脾祛湿，清热解毒。

凉拌笋瓜

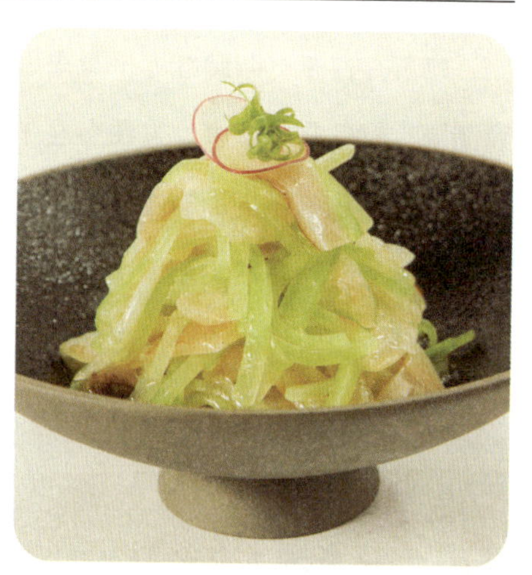

食材：莴笋、西瓜皮各适量，盐、味精、麻油各少许。

做法：将莴笋洗净切条，西瓜皮去翠衣切成条，加盐、味精等调料腌制10分钟，淋上麻油即可。

功效：清热燥湿健脾。

六 食疗宜忌

湿热体质，忌辛辣燥烈、温热大补的食物，如羊肉、狗肉、鹿肉、韭菜、生姜、辣椒、酒、大葱、大蒜、胡椒等。宜戒烟酒，烟草为辛热秽浊之物，酒性热而质湿，均易生热助湿。

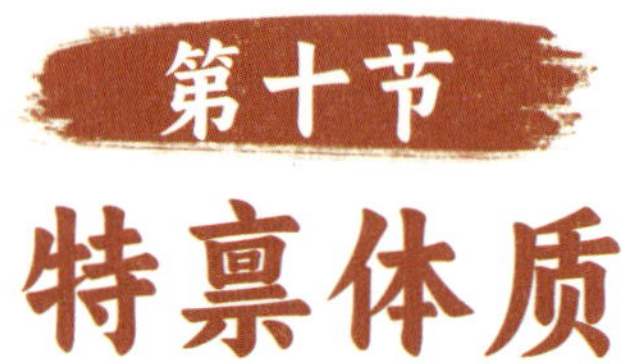

第十节 特禀体质

特禀体质是指由于遗传因素和先天因素所造成的特殊状态的体质，主要包括过敏体质、遗传病体质、胎传体质等，易出现药物过敏、哮喘、荨麻疹、花粉症等过敏性病症。

一 常见表现

肤色：因过敏肤色出现泛红的情况。

外观：可有荨麻疹，眼睛易出现红血丝，皮肤出现紫红色瘀点。

精神：随病因不同而情况各异。

二 辨别要点

打喷嚏、流鼻涕、鼻塞，容易对药物、食物、花粉等过敏；患遗传性疾病者有遗传疾病特征，如血友病、先天愚型，以及中医所称“五迟”“五软”“解颅”等；患胎传性疾病者具有母体影响胎儿个体生长发育及相关疾病特征，如胎寒、胎热、胎惊、胎肥、胎痫、胎弱等。

三 舌脉表现

舌象：无特定的舌象，特殊可见深大裂纹、花剥苔。

脉象：无特定的脉象。

四 食疗特点

原则：益气固表，活血祛风。

食材：防风、黄芪、当归、荆芥等。

五 辨体施膳

固表粥

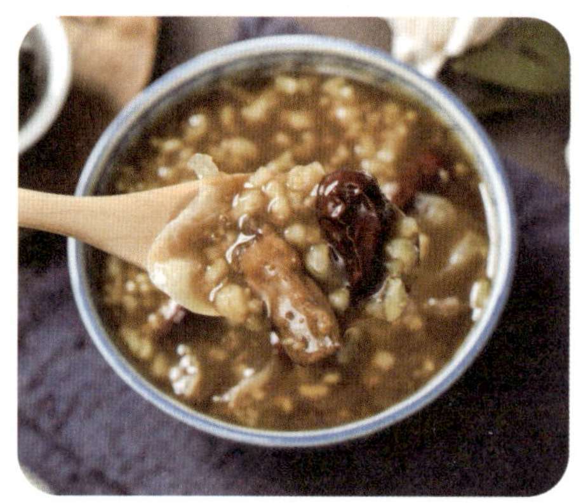

食材： 黄芪、白术、防风、红枣、粳米、清水各适量。

做法： 将黄芪、白术、防风洗净切小块，放入锅中，加入适量的水，煎煮30分钟；然后将煎好的药液去渣，加入洗净的粳米，用小火煮至粥稠。最后，加入红枣，继续煮5分钟即可。

功效： 健脾益气，祛风解表。

葱白红枣鸡肉粥

食材： 红枣10枚（去核），葱白5茎，鸡肉100克，生姜10克，粳米100克，清水、盐各适量。

做法： 葱白洗净切段；将粳米、鸡肉、生姜、红枣洗净，一同放入锅中，加适量清水煮粥，粥成再加入葱白段，加盐调味即可。

功效： 益气解表，健脾和中。

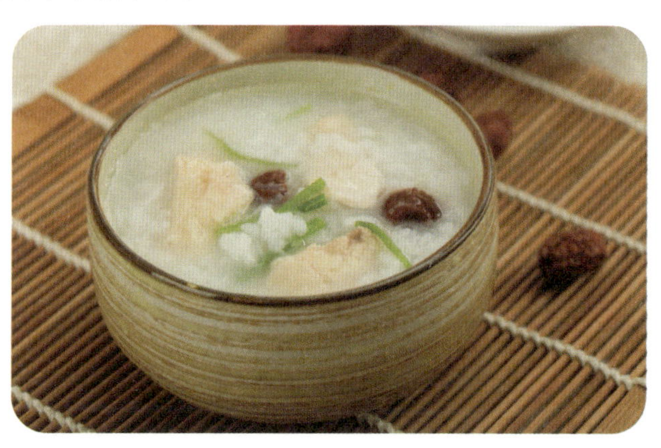

六 食疗宜忌

特禀体质，避免食用虾、蟹、羊肉、荞麦、蚕豆、白扁豆、茄子等；避免食用肥甘油腻类食品；避免接触各种致敏物质，如尘螨、花粉、油漆等，以减少过敏发作。

第四章 四季食疗调养

第一节

春季食疗调养

一 春季的特点

《尚书大传》记载，东方为春，春者，出也，万物之所出也。意思是春天是万物生发、万木丛生的季节，肝在五行中属木，所以春季是最适合养肝的时间。

二 春季养生要点

《素问 · 四气调神大论》指出：“春三月，此谓发陈，天地俱生，万物以荣，夜卧早起，广步于庭，被发缓行，以使志生，生而勿杀，与而勿夺，赏而勿罚，此春气之应，养生之道也。”说的是春三月，是自然界推陈出新、生命萌发的季节。人们应从精神调摄、生活起居、运动健身等诸多方面，以“生”为中心对人体进行调养。因春与肝相应，如果违背春季养生之道，则必伤肝。

《素问 · 四气调神大论》指出，春季应“以使志生，生而勿杀，予而勿夺，赏而勿罚”，即在春季人们要适应春“生”的特点，因肝主升发阳气，喜条达疏泄，恶抑郁，要想肝气顺应季节，还要重视调摄精神情志，保持愉悦、舒畅的情绪，避免郁闷、恼怒等不良情志，如果思虑过度，日夜忧愁不解，则会影响肝脏的疏泄功能，进而影响其他脏腑的生理功能。保持心情舒畅，才能使机体与外界环境保持相应平衡，以使阴平阳秘、身轻体健。

《素问 · 上古天真论》云：“法于阴阳，和于术数，食饮有节，起居有常，不妄作劳。”起居劳作、精神调摄应顺应春天阳气生发、万物萌生的特点，使精神、情志、气血亦如春天的阳光，舒展畅达，生机勃发。春季气温渐渐回升，可选择较温暖的时段，松解衣扣，放松形体，信步慢行。《汉书 · 律历志》记载，少阳者，东方，东，动也。阳气动物，于时为春。为了以应节气之需，适应春阳生发，运动调养宜动忌静。通过适度运动，可使体内的阳气慢慢抒发出来，以发挥畅达经络、疏通气血、和调脏腑、增进健康的养生目的。宜做一些轻柔舒缓的运动项目来拉伸筋骨，如太极拳、慢跑、体操等，以活动关节，舒展肢体，使郁滞宣行、气血疏利、阳气生发。

三 春季食疗特点

春季对应肝脏，在春季，肝气旺盛，过量食用酸味食物可能会导致肝气过旺，而影响脾胃的功能。因此，春季食疗的法则是减酸益甘，以养脾气。甘味入脾，最宜补益脾气。正如唐代医家孙思邈所说“省酸增甘，以养脾气”，意为少吃酸味、多吃甘味的食物，以滋养脾脏，这对防病保健大有裨益。

四 春季防病与禁忌

风为春季主气。春季多见风邪致病。风邪为病有内风、外风之别。外风由自然界风邪侵入而致，且寒、暑、湿、燥、火等邪气多可依附于风邪而侵犯人体，如风寒、风热、风湿等，所以中医说“风为百病之长”，风邪实为外感疾病的先导。风为阳邪，其性开泄，具有升发、向上、向外的特性。故风邪常伤人上部和肌表，而见出汗、恶风怕冷、头痛、面部浮肿等症状。同时风性善行数变，具有发病急、变化快、病位行走不定、症状变幻无常的特性。如游走性关节疼痛、皮肤瘙痒，发无定处，此起彼伏。春天要尤其注意防风御寒。根据初春天气乍寒乍暖、日三变的特点，春季不可一次脱去棉衣，应当逐渐脱去衣服，如果稍感寒冷，也不可强忍，随时添加衣服。

《饮膳正要》记载，春气温，宜食麦以凉之。禁温食及热衣服。根据春温阳气升发、肠胃积滞较重、肝阳易亢以及春瘟易于流行的特点，春季养肝要从冬季的温补转为清补。此时应禁食大热、大寒之物，如羊肉、狗肉、鹌鹑、炒花生、炒瓜子、海鱼、虾、螃蟹、冰淇淋、冷饮、苦瓜、芥菜等。且饮食不可过量，量多则伤脾胃。春天正是调理体内阴阳平衡、协调机体功能的重要时机，要注意掌握食物的阴阳互补。

五 春季食疗食材

适宜的食物：胡萝卜、银耳、木耳、牛乳、荠菜、豆芽、鸭血、芹菜、小白菜、荸荠、南瓜、山药、黄瓜、茄子、枸杞叶、黄鳝、猪肚、鲫鱼、菠菜、莴笋等。

适宜的药物：黄芪、大枣、佛手、夏枯草、防风、香橼、菊花、枸杞子、何首乌、玫瑰花等。

六 辨证施膳

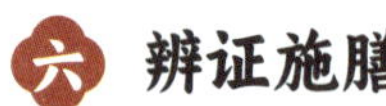

芎芷鱼头汤

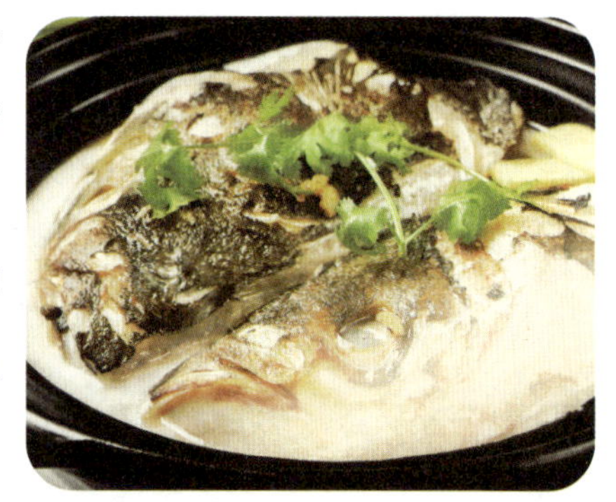

食材：川芎10克，白芷10克，鱼头1个（约500克），生姜、葱、食盐、料酒、清水、香菜各适量，味精少许。

做法：将川芎洗净，切片；白芷洗净，切片；鱼头去鳃，洗净。将川芎、白芷、鱼头放入锅内，加生姜、葱、食盐、料酒、清水各适量，将锅置武火上烧沸，再用文火炖熟即成。即将出锅时，加味精少许，点缀香菜即可。

功效：祛风止痛，活血行气。

辛夷花煲鸡蛋

食材：辛夷花12克，鸡蛋2个，红枣若干，清水800毫升。

做法：将辛夷花、红枣用清水稍浸泡，洗净。与鸡蛋一起放进瓦煲内，加入清水800毫升，武火煲沸后，改为文火煲约1个小时，然后捞起鸡蛋，放进清水片刻，取出，去蛋壳后再放进瓦煲内煲片刻便可。

功效：发散风寒，通窍。

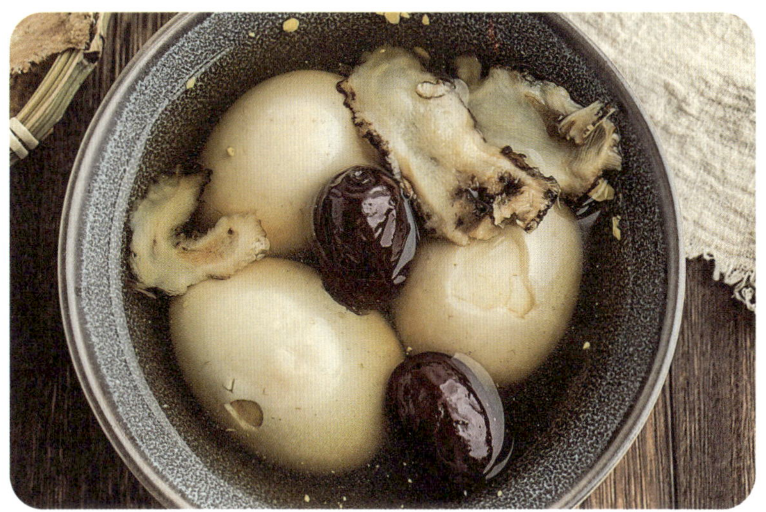

黑木耳猪心汤

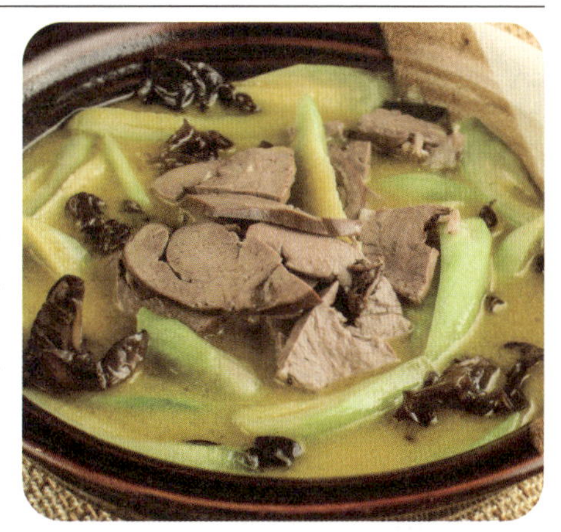

食材：黑木耳若干，猪心1个，丝瓜、清水各适量，食盐少许。

做法：剖开猪心，剥去筋膜，切片；黑木耳浸透发开，撕成小朵；丝瓜洗净切条。猪心片、黑木耳与丝瓜一同放入砂锅内，加清水适量，大火煮开，去浮沫，小火慢煮至熟烂，加食盐调味。

功效：养心宁神，补气血。

杞菊茶

食材：菊花3克，枸杞子3克，绿茶2克。

做法：将菊花、枸杞子和绿茶放入杯子中，用开水冲泡后饮用，冲饮至味淡。

功效：清肝明目，滋肾养肝。

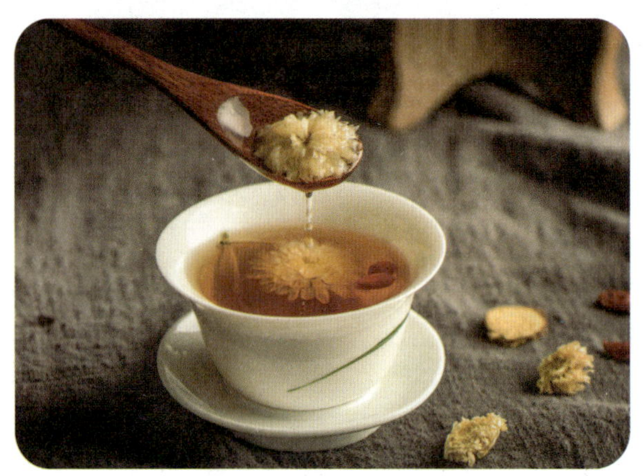

第二节
夏季食疗调养

一 夏季的特点

《礼记》记载，南方者夏，夏之为言假也，养之、长之、假之、仁也。说的意思是南方称为夏，夏季万物生长繁茂，是万物生长的旺季，夏季为万物生长提供了充足的养分，体现了大自然的仁爱。夏属火，夏时心易先受热（火）邪，所以夏季是最适合养心的时间。

二 夏季养生要点

心属火，心归属于夏，因此夏季养心，恰逢正时。古代医家主张“善养生者，不劳神，不苦形，神形既安，胸怀宽阔，使心神得养”。进入夏季，由于天气炎热，心火渐旺，容易使人心浮气躁，易发脾气。因此，在精神调养方面，夏季应静心养性，清心寡欲，戒大喜大悲，多静心养神，少贪心杂念。

中医认为，汗为心之液，为心精、心血所化生。夏季随着气温升高，人们容易汗出，汗出过多，津液大伤，必然耗及精血，出现心慌、心悸症状。心藏神，汗液的生成与排泄受心神的主宰与调节，如情绪紧张、激动、劳动、运动及气候炎热时均可见汗出现象。夏季选择的运动不要过于剧烈，可选择相对平和的慢运动，如太极拳、太极剑、八段锦、健步走、散步等。因个人的体质、体能不一样，运动强度也要因人而异。运动要把握好尺度，运动时不宜大量出汗，出汗太多容易耗气伤津，反而不利于身体健康。若运动后感到身体不适，应立即休息或就医。

《素问·四气调神大论》：“夏三月，此谓蕃秀，天地气交，万物华实；夜卧早起，无厌于日，使志无怒，使华英成秀，使气得泄，若所爱在外，此夏气之应，养长之道也；逆之则伤心，秋为痎疟，奉收者少，冬至重病。”此时顺应自然界阳盛阴衰的变化，睡眠方面也应相对“晚睡”“早起”，以接受天地的清明之气，但仍应适当午睡，以保证饱满的精神状态及充足的体力。应注意卧室通风、凉爽，但不宜当风而睡，以免夜间着凉，避免睡前饮浓茶、喝咖啡，或观看紧张刺激的电影，也要避免睡前背诵记忆、过度思考，以免入睡困难，睡中梦多，影响睡眠质量。

三 夏季食疗特点

夏季在饮食调养方面，宜采取“养心健脾、解暑化湿、清淡饮食”的原则。夏季气温高，容易导致体内积热，可多喝绿豆汤、莲子汤等，适当食用苦味食物，如苦瓜、苦菜等，有助于清热泻火。夏季湿气较重，容易导致脾胃功能减弱，可以多食用薏苡仁、茯苓、山药等。夏季忌吃过多冷饮，会损伤脾胃，引发胃肠道不适，冷饮还会导致体内寒湿积聚，尤其是夏季湿气较重时，更容易导致寒湿内侵。此外，夏季过多食用油腻或易上火的食物，会造成身体内、外皆热，易出现痤疮、口腔溃疡、便秘等症状。

四 夏季防病与禁忌

夏季暑邪盛行，又有湿邪的重着黏滞。暑热之邪易伤气阴，故夏季以解暑利湿及养阴益气为主，慎食辛辣、温热及油腻煎炸之品，以免出现脾受湿困、运化不佳。避免过食生冷、寒凉，以免伤及脾阳，出现消化系统疾病。此外，多注意开窗通风，保持室内空气流通。

小贴士

夏季穴位按摩，常常按揉大陵穴、劳宫穴、内关穴三个穴位，可以安神宁心，还具有清热泻火的功效。

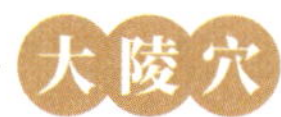

大陵穴

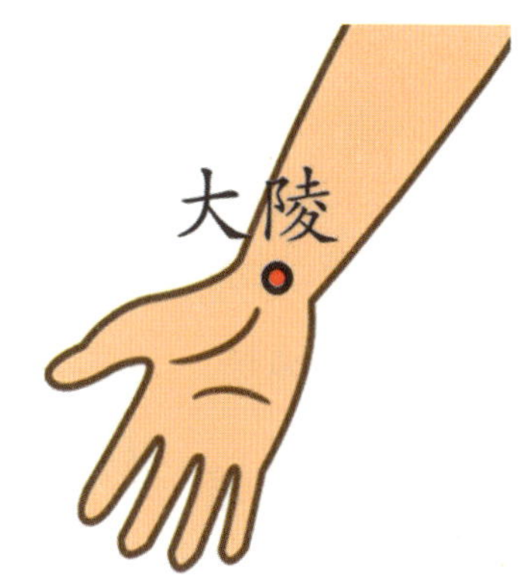

解释：大陵穴属手厥阴心包经，具有宁心安神、宽胸和胃的功效。

定位：位于腕前区，腕掌侧远端横纹中，掌长肌腱与桡侧腕屈肌腱之间。

取法：伸臂仰掌，于掌后第一横纹，掌长肌腱与桡侧腕屈肌腱之间取穴。

劳宫穴

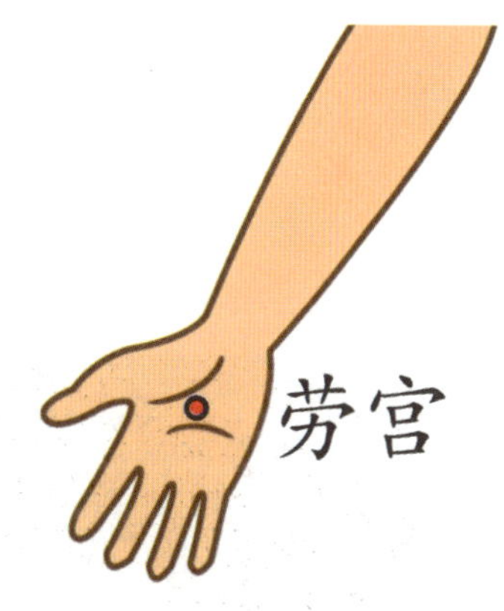

解释：劳宫穴为手厥阴心包经穴，具有开窍醒神、清心泻热的作用，可用于治疗中暑、食欲不振等。

定位：位于掌区，横平第3掌指关节近端，第2、3掌骨之间偏于第3掌骨。

取法：手平伸，微屈45°，掌心向上，轻握掌，屈向掌心，中指所对应的掌心位置即为劳宫穴。

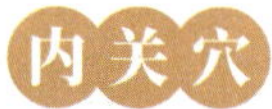

内关穴

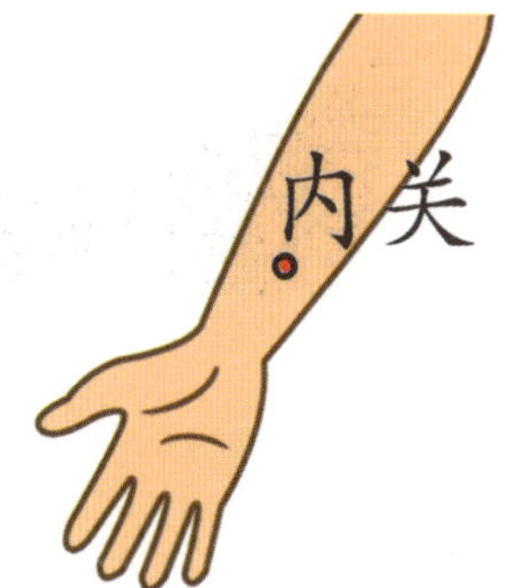

解释：内关穴属手厥阴心包经，具有宁心安神、和胃降逆的作用。

定位：位于前臂前区，腕掌侧远端横纹上2寸，掌长肌腱与桡侧腕屈肌腱之间。

五 夏季食疗食材

适宜的食物：绿豆、苦瓜、猕猴桃、萝卜、苦菜、番茄、柠檬、草莓、山楂、菠萝、杧果、乌梅、葡萄、橘子、冬瓜等。

适宜的药物：薏苡仁、莲子、车前草、土茯苓、麦冬、赤小豆、木瓜、菊花、白茅根、金银花、薄荷、砂仁、荷叶、山药、太子参、西洋参、木棉花等。

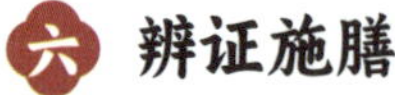

六 辨证施膳

清补煲老鸭

食材：老鸭一只，葱丝、食盐、冰糖、清水各适量，中药材料包（沙参15克、淮山药15克、莲子15克、大枣15克、百合12克、玉竹15克、枸杞子10克、薏苡仁30克）。

做法：老鸭常规宰杀放血清理，将鸭身切成块状，将鸭肉与中药材料包、食盐、冰糖一并放入瓦锅，加清水若干煲2～3小时，点缀葱丝即可。

功效：健脾滋阴，润肺降火。

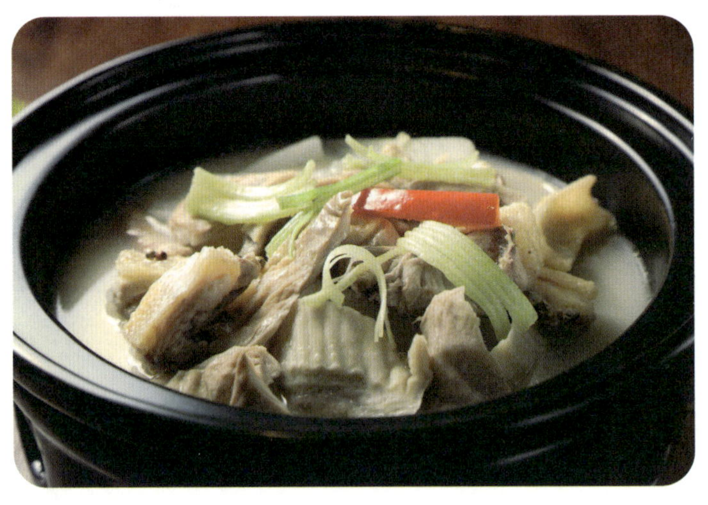

绿豆薏米粥

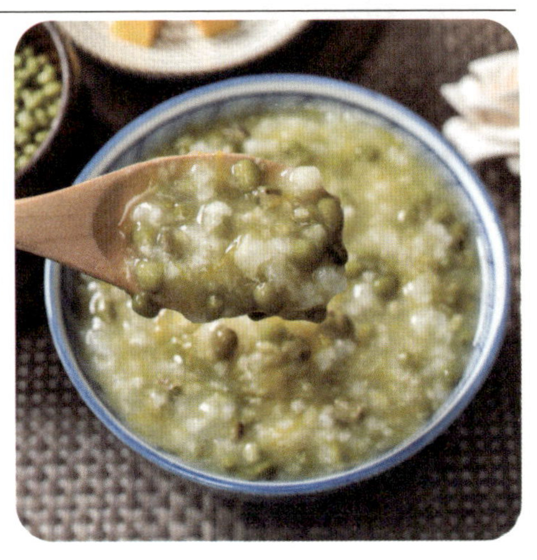

食材：绿豆、薏米（即薏苡仁）、大米、小米、清水各适量。

做法：薏米、绿豆和大米清洗干净备用。将薏米、绿豆和大米放入紫砂锅中，加入清水，煮40分钟，再把小米放入煮30分钟即可。

功效：清热解暑，健脾利水。

荷豆香瓜汤

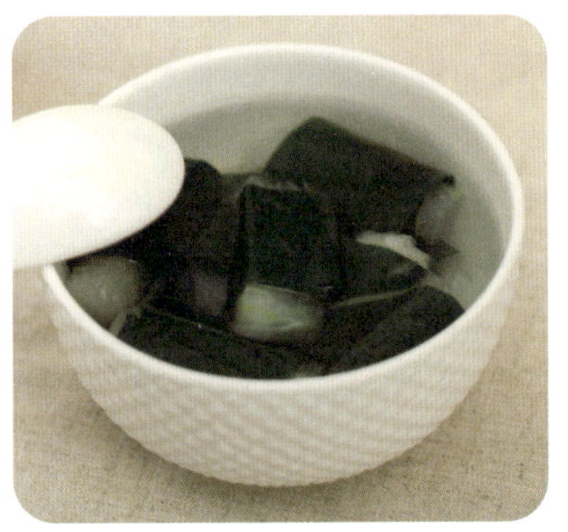

食材：鲜荷叶50克，香薷25克，白扁豆25克，冬瓜25克，蜂蜜、清水各适量。

做法：将鲜荷叶、香薷、白扁豆加适量清水，煎煮取汁。冬瓜切细与煎药汁一起放入电饭锅中，煮至开关跳起，略冷，滤去渣，加入适量蜂蜜，即可饮用。

功效：清热解暑，化湿和中。

第三节

秋季食疗调养

一 秋季的特点

《礼记》记载，西方曰秋，秋者，愁也。愁之以时察，守义也。这个时令常常使人忧愁，是为了使人察秋时肃杀之貌而明守义的真理。秋季阳气开始下降，因此万物出现收敛之象，应当根据秋季时令的特征，节制、宣发、调养、摄取，以此达到养生的目的。

二 秋季养生要点

《素问·四气调神大论》指出：“秋三月，此谓容平，天气以急，地气以明，早卧早起，与鸡俱兴，使志安宁，以缓秋刑。”说的是秋季的三个月，谓之容平，自然界景象因万物成熟而平定收敛。此时，天高风急，地气清肃，人应早睡早起，和鸡的活动时间相仿，以保持神志的安宁，减缓秋季肃杀之气对人体的影响。

《素问·四气调神大论》指出：“收敛神气，使秋气平，无外其志，使肺气清，此秋气之应，养收之道也。逆之则伤肺，冬为飧泄，奉藏者少。”秋季应收敛神气，以适应秋季容平的时令特点。如果违逆了秋收之气，会伤及肺脏，到了冬天就可能发生消化不良、泄泻等病症。同时，也会影响身体储藏能量，为健康埋下隐患。

《灵枢·本神》云：“智者之养生也，必顺四时而适寒暑，和喜怒而安居处，节阴阳而调刚柔。”凡是懂得养生之道的人，必定顺应四时寒暑气候的变化，调节喜怒之情绪，注意正常的饮食起居，节制阴阳的偏颇，调剂刚柔的活动。秋季是运动锻炼的好时节，适宜选择慢运动，如散步、游泳、慢跑、打球、八段锦、太极拳等，但应注意在秋季不适合大强度的剧烈运动。

三 秋季食疗特点

秋季食疗以滋阴润燥、养肺平补为主。多吃润肺生津的食物，适量摄入酸味食物，可以助肝敛阴、生津止汗。少吃辛辣刺激性食物，避免加重肺燥。

四 秋季防病与禁忌

秋季阴气渐长，万物成熟。秋季在脏属肺，喜清肃濡润而恶燥，肺为娇脏，主气、司呼吸，通调水道，肺朝百脉、主治节，对人体的呼吸、水液代谢、血液运行等功能活动具有重要作用。秋季多燥，燥邪多由口鼻而入，且最易伤肺耗津，从而导致肺失津润、宣降失常，出现咽干口渴、干咳少痰，或痰黏难咳，或痰中带血等燥邪伤肺的症状。

五 秋季食疗食材

适宜的食物：银耳、梨、柿子、苹果、猪肺、甲鱼、石榴、柚子、黑木耳、葡萄、枇杷、白萝卜、茭白、菱角、丝瓜等。

适宜的药物：生地黄、石斛、百合、龙眼肉、冬虫夏草、知母、贝母、麦冬、天冬、杏仁、玉竹、沙参、枸杞子、桑椹等。

六 辨证施膳

玉竹瘦肉汤

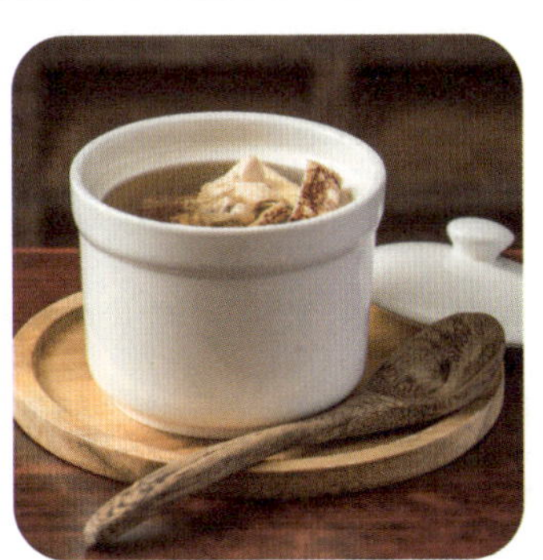

食材： 玉竹15克，猪瘦肉100克，食盐、味精、清水各适量。

做法： 将玉竹、猪瘦肉洗净、切好，放入锅中，加清水适量，煎至400毫升，用食盐、味精调味即成。

功效： 养阴润肺，生津止渴。

川贝炖雪梨

食材：雪梨1个，冰糖25克，川贝少许，清水适量。

做法：雪梨洗净，切成块，放入碗中，再放入几粒川贝、冰糖和清水，隔水蒸30分钟即可。

功效：清热化痰，润肺止咳。

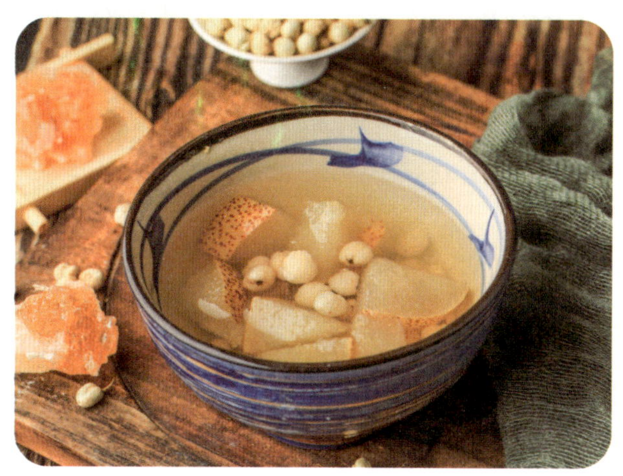

百合粥

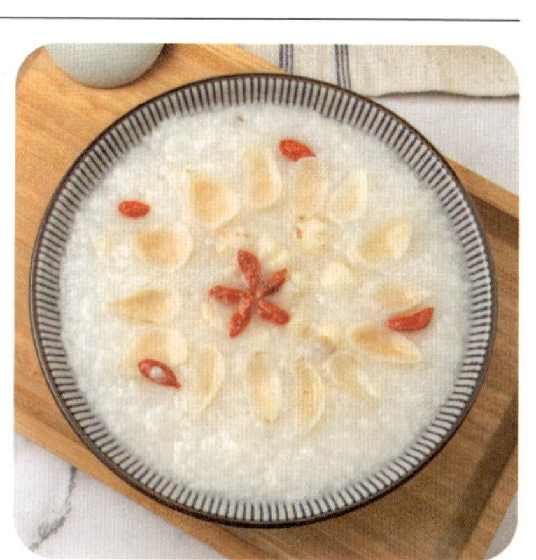

食材：百合30克，糯米50克，枸杞子、清水、冰糖各适量。

做法：百合与糯米同入砂锅内，加入适量清水，煮至米烂粥稠，点缀枸杞子，加冰糖即成。

功效：养阴润肺，清心安神。

第四节
冬季食疗调养

一 冬季的特点

《礼记》记载，北方者冬，冬之为言中也。中者，藏也。说的是北方属冬，冬季的特征是万物收藏，生机潜伏。古人认为，北方属阴，阳气潜藏于地下，冬季的特征与之对应。

二 冬季养生要点

《素问·四气调神大论》指出：“冬三月，此谓闭藏。水冰地坼，无扰乎阳。早卧晚起，必待日光。”冬季的三个月，是生机潜伏、万物蛰藏的时节。此时，水寒成冰，大地龟裂，不要轻易扰动阳气，应该早睡晚起，待到日光照耀时起床才好。

《素问·四气调神大论》指出：“使志若伏若匿，若有私意。若已有得，去寒就温。无泄皮肤，使气亟夺。此冬气之应，养藏之道也。逆之则伤肾，春为痿厥。奉生者少。”要使神志深藏于内，严守而不外泄，要避寒冷，求取温暖。皮肤不宜开泄，易损失阳气。这是适应冬季时令而保养人体机能的方法。如果违背了这个道理，就会损伤肾脏，使提供给春生之气的条件不足，春季就会发生肢体萎弱无力的病症。

《备急千金要方》中记载，冬时天地气闭，血气伏藏，人不可作劳汗出，发泄阳气，有损于人也。冬季运动应选择运动幅度小、热量消耗较大的有氧运动，如快走、慢跑等。冬季室外气温较低，锻炼应注意防寒保暖，运动前应使筋骨关节得到充分伸展，且待身体暖和后再脱去厚重的衣服。还应注意，冬季不能骤然剧烈运动，避免大汗淋漓，锻炼后要及时擦干汗液，换下已潮湿的衣服，以免着凉。年老之人骨肉疏薄，易感外邪，早上不宜太早出门，以免霜露寒气侵袭。

三 冬季食疗特点

冬季食疗以甘润养阴、温补助阳、平补肺肾为主，宜食用温补滋养之品。冬季是肾的主季，肾藏精，主生长、发育和生殖，冬季养生重在养肾，应多吃黑色食物，以及温补性食物。此外，慎食寒凉及过于辛燥之物，以免伤阳或滋生内燥。对于身体阳气过盛、口舌干燥、面颊潮红、手足心热者不宜盲目滋补。

四 冬季防病与禁忌

冬季天气寒冷，寒为阴邪，主收引，易伤阳气；寒性凝滞，主痛。冬季在脏属肾，肾主藏精，与冬之闭藏的特性相似。肾主藏元阴元阳，为人体阴阳根本所在。肾又主水，调节人体水液代谢，通过气化将有濡润作用的津液蒸腾、布散全身。若肾主藏精、主水的功能失常，就会出现一系列肾阴、肾阳亏损及水液代谢失调的疾病，如生殖机能减退、精神疲乏、腰膝酸冷、小便清长、遗精、失眠多梦等。冬季治病忌发汗，以免使阳气外泄，适合少量服用补益药滋助阳气。

五 冬季食疗食材

适宜的食物：牛肉、狗肉、羊肉、甲鱼、猪腰子、虾仁、韭菜、核桃仁等。

适宜的药物：何首乌、海马、龙眼、冬虫夏草、益智仁、人参、黄芪、山药、阿胶、锁阳、杜仲、菟丝子、鹿茸、肉苁蓉等。

六 辨证施膳

当归生姜羊肉汤

食材： 当归15克，生姜30克，羊肉480克，清水、盐、枸杞子、红枣各适量。

做法： 羊肉切块后，用沸水焯水，去其血污，捞出洗净沥干。生姜洗净后，切块，用菜刀拍扁。将羊肉块倒入炒锅，加入姜块，大火翻炒至姜味飘出，随即倒入热水，放入当归、枸杞子、红枣一同煮，转成小火，续煮约2小时至皮肉皆软，加盐调味即可。

功效： 温中补虚，祛寒止痛。

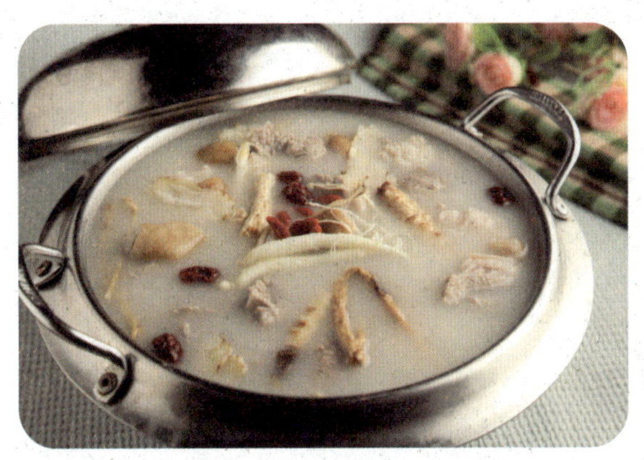

姜汁牛奶

食材： 鲜生姜30克，牛奶200毫升，清水少许。

做法： 将鲜生姜洗净，切片，加清水少许，捣烂取汁，与牛奶同入锅中，加热至沸。

功效： 温中健胃。

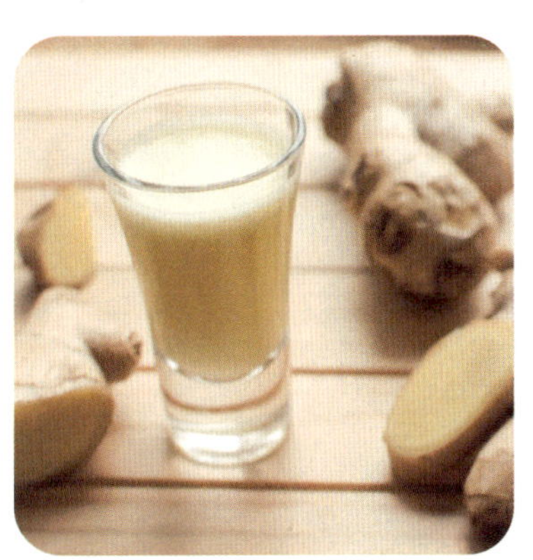

阿胶人参炖甲鱼

食材：甲鱼300克，阿胶15克，人参5克，淮山药10克，龙眼肉5克，清水、食盐、熟油各适量。

做法：甲鱼洗净、掏去内脏，用沸水焯水，去其血污，将其肉切成块。淮山药浸透洗净，人参、龙眼肉洗净，阿胶烊化。将所用材料置于炖盅，加入适量清水，隔水炖，待锅内水开后，先用中火炖1小时，然后再用小火炖2小时即可。将药渣捞出，放入少许熟油、食盐。

功效：滋阴补血，补脾肺肾。

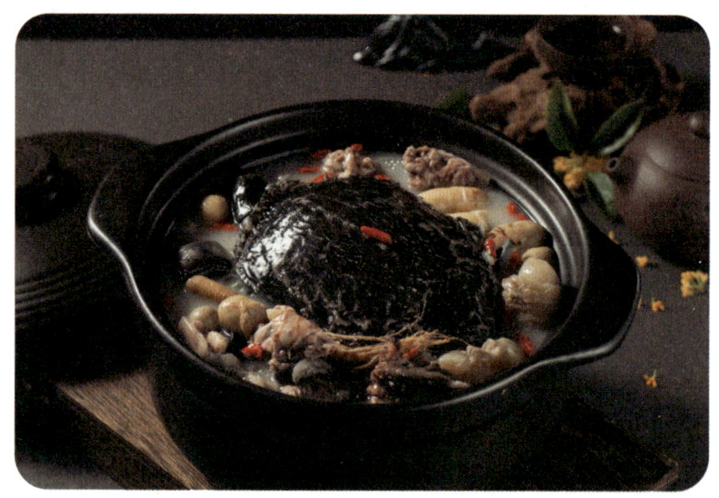

第五章 重点人群食疗方案

第一节

儿童篇

国际《儿童权利公约》将儿童界定为18岁以下的任何人。儿童群体的食疗方案比起其他人群来说较复杂，因为它包括的阶段较多，如胎儿期、新生儿期、婴儿期、幼儿期、学龄期和青春期，应结合每个阶段的生理与心理特点，制订合理的食疗方案。

一 胎儿期

胎儿期即从男女生殖之精相合而受孕开始，直至胎儿分娩断脐的时期。从受精卵形成到新生儿出生，共40周，通常以4周为一个妊娠月，俗称“怀胎十月”。

胎儿在孕育期间，完全依靠母体气血供养，借助胎盘、脐带吸收营养物质，让其在胞宫内生长发育。唐代孙思邈提到“一月胚，二月胎，三月血脉生，四月形体成，五月能动，六月诸骨具，七月毛发生，八月脏腑具，九月谷气入胃，十月百神备则生矣”，《小儿药证直诀》中指出“小儿在母腹中，乃生骨气，五脏六腑成而未全”，这些正是古人对胎儿期特点及生长发育的描述。胎儿时期，胎儿既受到父母体质强弱、遗传因素的影响，又受到孕母之营养、心理、精神状况等的影响。元代朱丹溪在《格致余论》中提到：“儿之在胎，与母同体，得热则俱热，得寒则俱寒，病则俱病，安则俱安。”中医认为，小儿所禀形质寿命长短者，全在乎精血，二者和而有妊，在母之胎中，十月而生。因此，要想更好地保护尚未出生、易受伤害的胎儿，保障胎儿健康孕育成长，应做好孕期保健。

胎儿期保健的主要内容是“胎养以保其真”。胎儿在母腹中的生长全赖于孕母气血的滋养，孕妇气顺血充，则胎儿安康；孕妇气血不畅或不足，则胎动不安甚至流产或畸形。孕妇在妊娠期应身心愉悦，合理饮食，调节冷暖，防止跌仆，劳逸结合，勿滥用药，这样才能使胎儿发育良好，生长健康。

胎儿的生长发育，全赖母体的气血濡养。孕妇气血充养，依靠脾胃仓廪化源充盛。孕妇的饮食，应当富有营养、清淡可口、易于消化，进食按时、定量。胎儿正常生长发育所必需的最重要的营养素是蛋白质、矿物质和维生素，必须保证供给。禁过食大冷、大热、甘肥黏腻、辛辣等的食物，以免酿生胎寒、胎热、胎肥等。

对于孕期的饮食调养，北齐徐之才提出，在妊娠的第1、2个月，要“饮食精熟，酸美受御，宜食大麦，无食腥卒之味”。就是说，妊娠早期要有全面的营养，孕妇应当注意饮食清淡、营养丰富，戒烟戒酒，嗜好有节，按孕妇的口味搭配饮食，不要吃可能加重妊娠反应的刺激性食品。妊娠第3个月，胎儿生长迅速，孕妇要加强营养，增加主食和蛋白质的摄入。妊娠第5个月，要“食稻麦，羹牛羊，调五味，食甘美”，孕母必须进食富含各种营养成分的食品；妊娠第7～9个月时，是胎儿生长的高峰期、大脑发育的关键期，孕母更要摄取充足的营养，以保证胎儿生长所需。但也应防止营养摄入过多而导致胎肥，影响分娩或增加儿童肥胖的发生率。

另外，饮食调养也要讲究辨证施食，不同体质的孕妇，宜以不同属性的饮食进行纠正。素体脾胃虚弱者，宜调理脾胃，以助生化之源；阴虚火旺者，饮食宜清淡；阳虚气弱者，饮食宜温补；但对于有火热、湿盛、瘀血等有形之邪的孕妇，不宜按照一般方法调理，应在医生指导下进行相关调理。

孕妇应戒烟酒，禁食或慎食辛辣刺激的食物、油腻难消化的食物、腌制食品等，应在医生指导下使用药品。

二 新生儿期

新生儿期是指自出生后脐带结扎时起至出生后满28天的时期。新生儿期意味着新生儿脱离母体开始独立生存，需要在短时期内适应新的环境变化。中医认为，小儿初生，血气未足，阴阳未和，脏腑未实，骨骼未全。此时期由于新生儿体质稚嫩，五脏六腑皆成而未全、全而未壮，生理调节和适应能力不成熟，易受外界影响。

母乳喂养是最适合婴儿生长发育的喂哺方法。《万氏家藏育婴秘诀》记载，小儿在腹中，赖血以养之；及其生也，赖乳以养之。新生儿娩出后，应尽早让其吸吮母亲乳头，促进母亲泌乳。新生儿的胃容量较小，需要频繁喂养，建议按需喂养，即当新生儿表现出饥饿信号时，如啼哭、吸吮手指等，就应该喂养。正确的喂养姿势可以帮助新生儿更好地吸吮乳汁，减少吞咽空气，并缓解母亲乳房疼痛。常用的喂养姿势有横抱式、足球抱式和侧卧式等。新生儿每次喂养的时间没有固定要求，应根据新生儿的需求和母亲的乳汁量来决定。一般建议每侧乳房喂养15～20分钟，或直到新生儿主动放开乳头。新生儿夜间也需要喂养，有助于新生儿的生长发育。如果母亲需要暂时离开新生儿，可以提前挤出母乳并妥善保存。母乳在室温下可保存4～6小时，在冰箱中可保存24小时，在冷冻状态下可保存数月。如果在母乳喂养过程中遇到问题，如乳房疼痛、乳头受伤、乳汁分泌不足等，应及时寻求专业医生的帮助。世界卫生组织建议在新生儿出生后最初的6个月内坚持纯母乳喂养，6个月之后逐渐合理添加辅食，但可以继续母乳喂养至2岁或更长时间。因为母乳喂养可减轻新生儿生理性黄疸，减少生理性体重下降及低血糖的发生，并有利于母体的恢复。另外，母亲在哺乳期间应保持均衡的饮食，多吃富含蛋白质、维生素和矿物质的食物，同时要保证充足的水分摄入。

新生儿居室应定时开窗通风，保持室内空气清新。新生儿出生后需做好保暖措施，室内的温度应适宜，衣物应根据天气的变化及时调整，不可以穿得过少。新生儿专用的食具和用具，使用前后要清洁消毒，母亲在哺乳和护理前应先洗手。应注意新生儿皮肤的清洁，尤其注意臀部及腋下，可以每天使用温毛巾对局部擦拭，或1～2天沐浴一次。尽量减少亲友探视和亲吻，避免交叉感染。注意防止因包被蒙头过严、哺乳姿势不当等造成新生儿窒息。

三 婴儿期

婴儿期是指出生28日后至3岁。这一时期处于乳类喂养并逐渐添加辅食的阶段，身体发育快，营养需求高。但是，由于婴儿受之于母体的免疫能力逐渐消失，自身免疫力尚未健全，又加之婴儿脾胃运化能力弱，肺卫娇嫩未固，容易发生疾病。中医认为，“小儿生四五个月，只与乳吃，六个月以后，方与稀粥哺之”，指出四五个月以内应当以母乳喂养为主。同时，中医提出“乳者，血所化也；血者，水谷之精气所生也”的观点，强调了母乳的益处及母乳喂养的重要性。母乳中含有最适合婴儿生长发育的各类营养物质，对促进婴儿的身体与智力发育十分重要，是任何食品都不能替代的。

婴儿出生1个月后，可建立自己的进食规律，一般开始时1～2小时哺乳1次，然后2～3小时哺乳1次，再逐渐延长到3～4小时哺乳1次。每次哺乳时间15～20分钟。夜间喂奶应视婴儿情况，不可照本宣科，说断就断。根据婴儿脾胃功能及生长速度的个体差异，可以适当延长或缩短每次哺乳时间，增减哺乳次数。

婴儿8～12个月时，母乳已不能满足其生长发育的需要，同时婴儿的消化功能也日趋完善，咀嚼功能增强，需要多元化的营养才能满足其生长发育的需要。辅食添加原则为由少到多、由稀到稠、由细到粗、由一种到多种，且食物宜细、软、烂、碎。需要注意的是，不是到什么时间就添加什么辅食，而是要根据婴儿生长发育情况，以及脾胃功能的强弱，确定辅食添加的种类。

辨证施膳

山药红枣糕

食材： 红枣20克，山药30克，鸡蛋1个。

做法： 将去皮的山药、鸡蛋（去壳）放入搅拌机里搅打3分钟以上。玻璃碗模具铺油纸，刷油。倒入打好的糊糊，覆上切好片的红枣，盖上保鲜膜，用牙签扎小孔。上锅蒸20分钟左右。最后脱模切块。

功效： 健脾和胃，益血养阴。

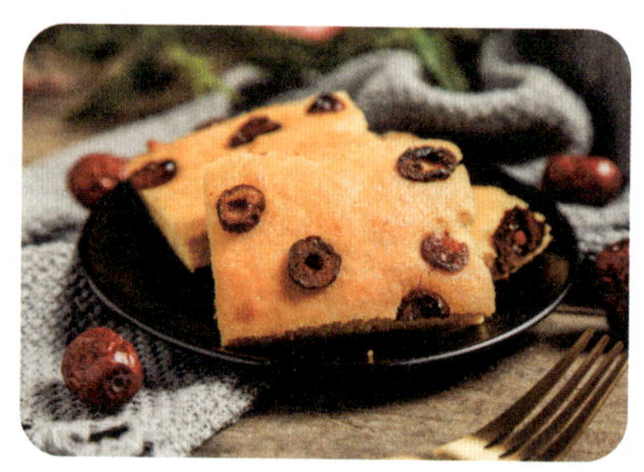

黄瓜番茄面

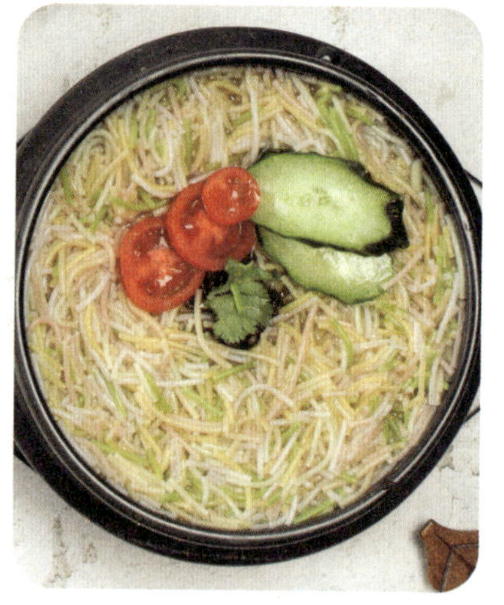

食材： 玉米半根，排骨2块，番茄半个，辅食油、碎碎面、黄瓜、清水各适量。

做法： 玉米、排骨炖好后，取玉米粒和排骨肉打成泥，冷冻保存成浓汤宝；番茄去皮去籽打成泥。锅里倒入一点辅食油，倒入适量番茄泥，炒出颜色加清水，加入一块自制浓汤宝，煮开后加入碎碎面，面条煮熟后，以适量番茄片和黄瓜片点缀即可。

功效： 健胃消食。

山药鲜虾丸

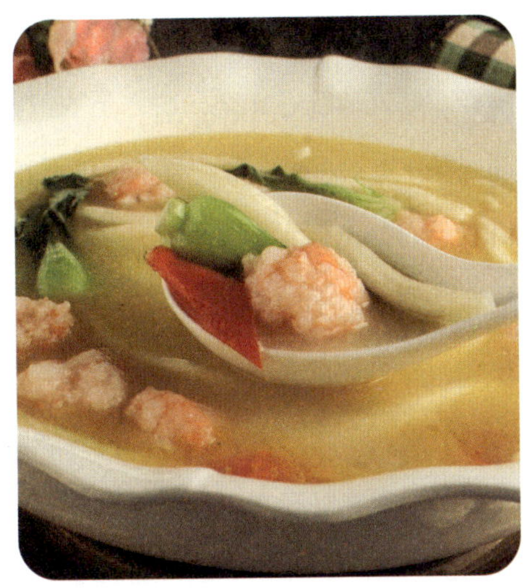

食材：山药30克，虾肉40克，胡萝卜1块，面粉30克，蛋清半个，青菜碎、香菇粉各适量。

做法：去皮切块的山药、虾肉、蛋清搅打成细腻的泥；加入胡萝卜（焯水切碎）、面粉拌匀；再加入香菇粉，拌匀。锅中水烧至底部冒小气泡，将上面拌匀的泥搓成丸，下入锅中，煮至全部浮起后下青菜碎再煮1分钟左右。

功效：健脾益肾，益气养阴。

小贴士

宝宝推拿

主治：消化不良、恶心、呕吐、腹痛、腹胀等。

功效：具有消食积、健脾胃的作用。

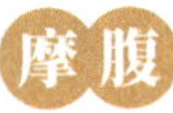

摩腹

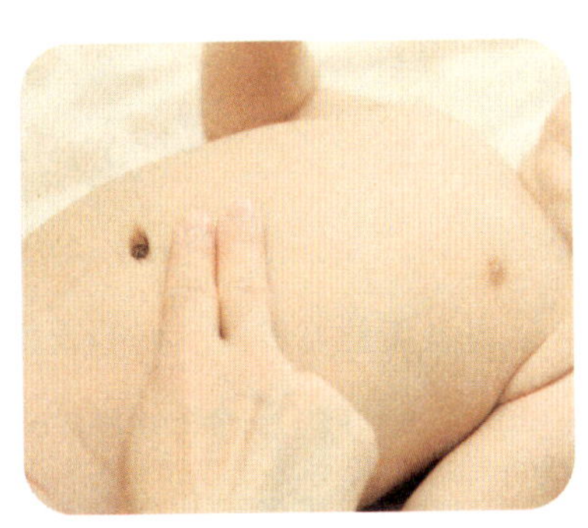

位置：腹部。

操作：用手掌掌面或食指、中指指面附着于小儿腹部，以腕关节连同前臂做环形有节律的移动，摩腹3～5分钟。顺时针方向摩腹有理气通便功效，逆时针方向摩腹有止泻功效。

捏脊

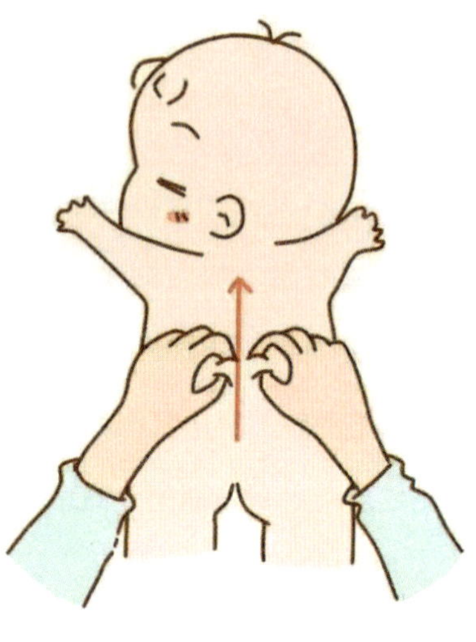

位置：后背。

操作：婴儿俯卧在床上，脱去上衣，露出背部，操作者双手半握拳，食指抵于背脊之上，用双手的拇指和食指合力夹住肌肉提起，做翻卷动作。两手同时向前移，自长强穴（尾骨处）起，一直捏到大椎穴（第七颈椎棘突下凹陷处）即可，连续3遍，沿直线捏，不要歪斜，手法宜轻柔，空腹时进行，饭后不宜捏拿，需休息两小时后再进行。

四 幼儿期

幼儿期是指3岁后至6岁。这一时期儿童生长速度减慢，智力发育加速，活动范围增大，语言、思维和社交能力有明显发展。但这一时期儿童处于断乳后食物品种转换的过渡阶段，其饮食内容和形式均发生了很大变化，如何培养良好的饮食卫生习惯、保证营养、预防传染病和意外事故是这个阶段的重点。《小儿病源方论》说："养子若要无病，在乎摄养调和。吃热、吃软、吃少，则不病；吃冷、吃硬、吃多，则生病。"这是古代对断乳后幼儿饮食调养的基本原则。一般进入幼儿期的儿童，其咀嚼和胃肠消化能力尚未健全，喂养不当容易出现各种肠胃疾病。中医认为，小儿宜吃七分饱。《素问》中指出："饮食自倍，肠胃乃伤。"因此，提倡幼儿饮食节制，不能过饥或过饱。

幼儿要注意养成良好的饮食习惯，饮食结构要合理，同时还要锻炼幼儿自己用勺、碗吃饭。膳食安排应满足幼儿每日所需的热能及各种营养素，适当进食禽肉、鱼、蛋类及蔬菜、水果。饮食宜细、软、碎、烂、新鲜无污染，避免辛辣刺激和过于油腻的食品，避免预制食品、半成品熟食，少食生冷食物，少吃腌制食物，避免隔夜饭菜，食物品种应多样化，宜吃面条、水果泥、菜泥、肝泥和肉糜等容易消化的食物，并注意食物的色、香、味、形。制作时调味品应少放，以免增加幼儿的肾脏负担。

此时期的幼儿应注意培养良好的卫生习惯和饮食习惯，饭前、便后要洗手，按时刷牙，注意口腔卫生。早、中、晚三餐定时定量，少吃零食，不挑食，不偏食。幼儿每日可进餐5次，除早、中、晚三餐外，在上午、下午各加餐一次。

辨证施膳

胡萝卜炒猪肝

食材： 胡萝卜100克，猪肝50克，葱、姜、植物油、清水或高汤各适量。

做法： 将胡萝卜和猪肝洗净切片。在锅内放适量植物油，用旺火烧热后，放入葱、姜，再下胡萝卜，翻炒，加适量清水或高汤。待胡萝卜半熟后，再下猪肝，不断翻炒，以胡萝卜和猪肝熟透为度。

功效： 健脾和胃，补肝明目，益气养血。

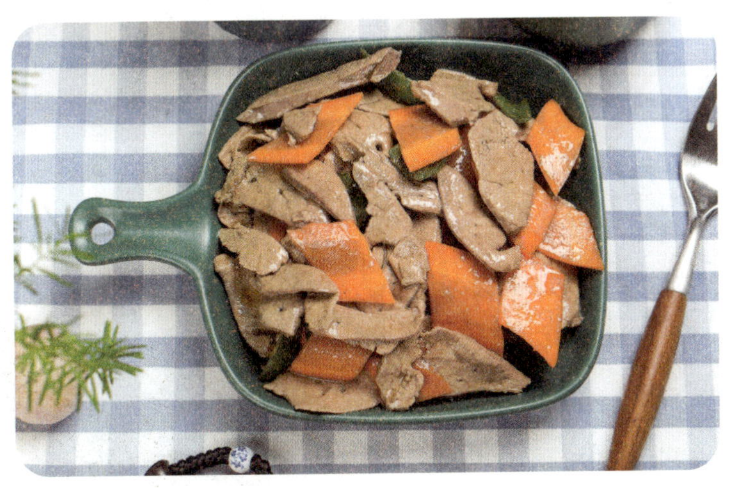

生姜糯米粥

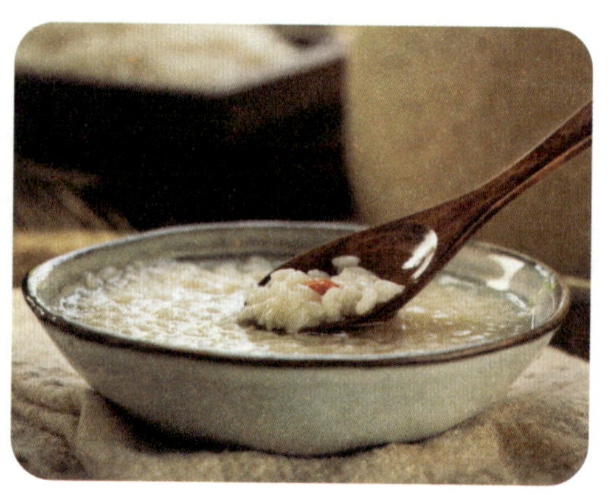

食材：生姜50～100克，糯米150～200克，葱、枸杞子、米醋、盐、清水各适量。

做法：先将糯米煮成稀粥。加入切成片状的生姜、葱，再用文火煮5分钟。加入适量盐、米醋，去掉生姜、葱，点缀枸杞子即可，趁温热时服食。

功效：温胃散寒，补中益气。

牛奶栗子酪

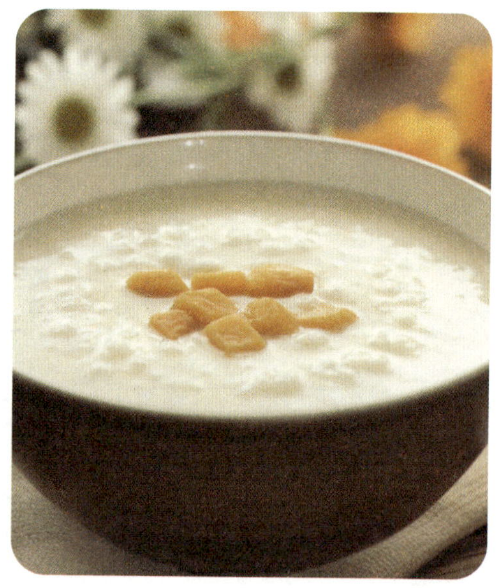

食材：板栗100克，鲜牛奶100毫升，白糖15克，湿玉米粉、清水各适量。

做法：板栗洗净，放入沸水中煮透，捞出，趁热去皮。板栗放入小盆加少许清水，上笼蒸烂，做成栗子泥。器皿置火上，加入清水，烧沸后，下入栗子泥搅匀，并用木铲不断搅动，再沸后加入鲜牛奶、白糖，然后用湿玉米粉勾芡成稀糊状即可。

功效：健脾养胃，强筋壮骨。

小贴士

宝宝穴位保健

主治：消化不良、恶心、呕吐、腹痛、腹胀等。

功效：具有消食积、健脾胃的作用。

按揉足三里

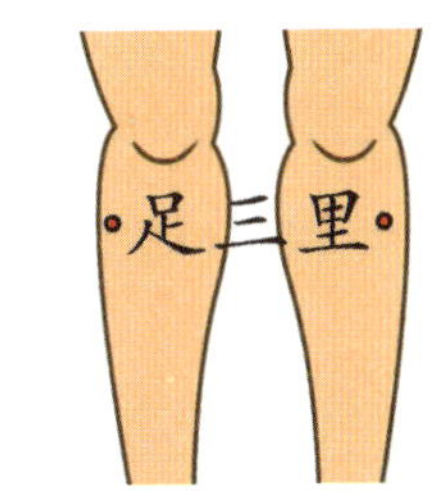

位置：外膝眼下3寸，胫骨前嵴外1横指处。

操作：用拇指端按揉3～5分钟。

功效：健脾和胃，补中益气，通经活血。

按揉四神聪

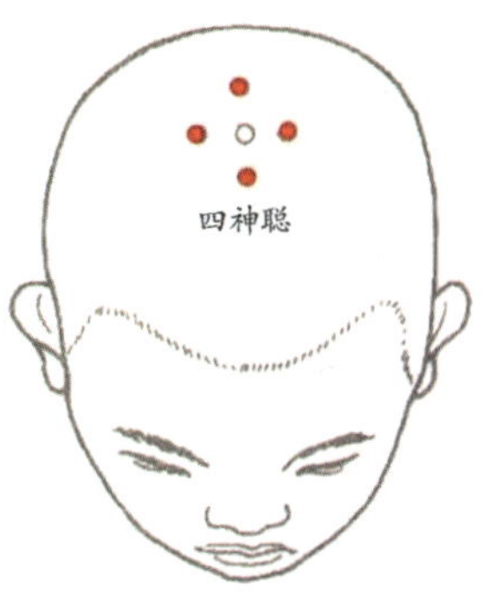

位置：头顶部，百会前、后、左、右各旁开1寸处。

操作：用手指指腹逐一按揉，先按左右神聪穴，再按前后神聪穴，每穴按1～3分钟。

功效：醒神益智，宁心安神。

五 学龄期

学龄期是指6岁至12岁的一个年龄段。学龄期是儿童成长期的一个关键时期，这个时期，儿童开始步入校园，并逐步适应校园生活。学龄期儿童身体稳步增长，除生殖系统外其他器官的发育到本期末已接近成人水平。智能发育较前更成熟，控制、理解、分析、综合能力增强，是接受文化科学教育的重要时期。

学龄期儿童要注意预防近视，保持口腔卫生，预防龋齿，端正坐、立、行姿势，安排有规律的生活、学习和锻炼，保证充足的营养和休息，注意情绪和行为变化，避免思想过度紧张，并通过合理搭配食物，来达到促进健康、预防疾病的目的。

在学龄期，确保儿童的膳食中包含多样化的食物，如谷薯类、蔬菜、水果、畜禽、鱼、蛋、奶和大豆等，以满足生长发育的需要；要重视健脾增食，选择易于消化且能健脾的食物；烹饪方式应以蒸、煮、炖为主，少用油炸、烧烤等方法，以保护儿童脾胃；结合适当的体育活动，促进儿童身体的生长发育；定期监测儿童的体格发育情况，根据生长速率或生长曲线及时调整膳食；不宜吃生冷的食物，以免损伤脾胃；注意饮食卫生，避免不健康的饮食行为，如偏食、过食等。

辨证施膳

山楂麦芽消食汤

食材：炒山楂10～15克，炒麦芽10～15克，红糖、清水各适量。

做法：把炒山楂、炒麦芽及红糖一同放入砂锅内，加清水煎汤，煎沸5～7分钟后，去渣取汁。

功效：行气散瘀，健脾消积。

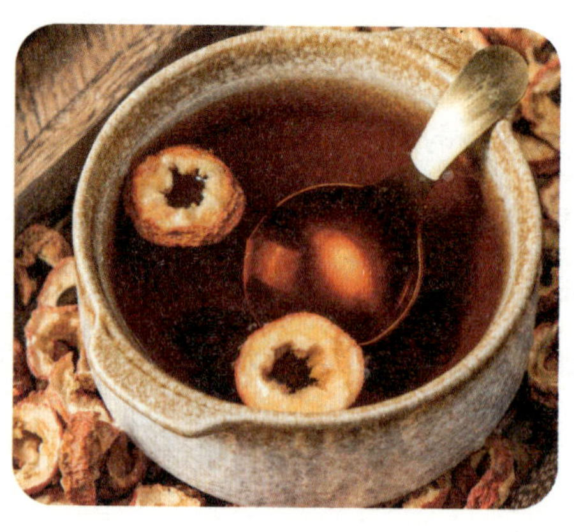

莲子芡实薏苡仁粥

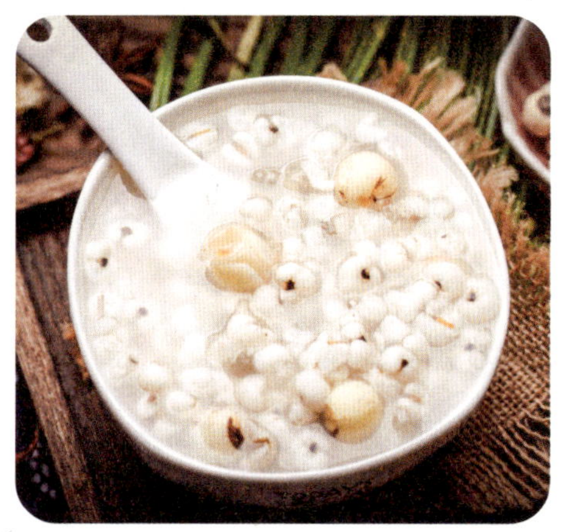

食材：莲子、薏苡仁、芡实、清水、蜂蜜各适量。

做法：将莲子、薏苡仁、芡实用清水洗净，放入大碗，加入适量清水，放入电炖盅，隔水炖煮2~3小时，至食材烂熟，盛出，加蜂蜜调味食用。

功效：益肾固精，健脾宁心。

三色肝末

食材：猪肝25克，姜片、枸杞子、青菜各10克，精盐2克，肉汤适量。

做法：将猪肝洗净切片；青菜择洗干净，用开水烫一下，切碎备用。将猪肝片、青菜、姜片放入锅内，加入肉汤煮熟，最后加入枸杞子、精盐煮片刻即成。

功效：益肾健脾，养肝明目。

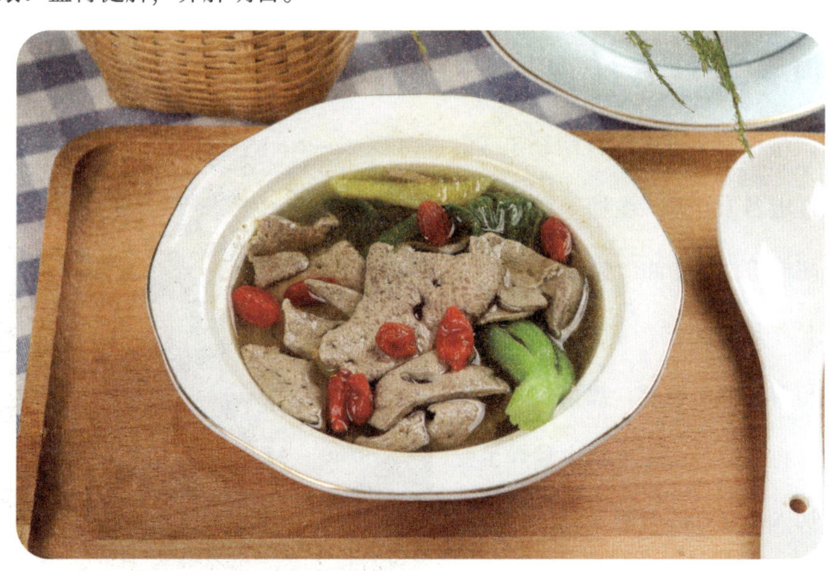

六 青春期

青春期是指儿童生长发育到成年的过渡时期，女孩为11～18岁，男孩为13～20岁。青春期的孩子体格生长迅速，生殖系统发育逐渐成熟，此期女孩出现乳房隆起、月经来潮，男孩出现喉结显现、长胡须、变音、遗精等。《素问》记载，女子“二七而天癸至，任脉通，太冲脉盛，月事以时下”；男子“二八肾气盛，天癸至，精气溢泻”。

青春期的孩子应避免高脂、高糖、辛辣刺激性食物，多吃新鲜蔬菜、水果等富含维生素的食物，尤其是富含维生素A的食物，有助于皮肤健康，以应对在青春期广泛出现的皮肤问题。青春期的孩子还应保持充足的睡眠和规律的作息，减少电子产品使用时间，有助于身体健康。青春期的孩子在心理、行为等多方面都不稳定，可能会引发各种各样的心理问题。青春期的孩子处于性懵懂期，应向他们普及青春期保健知识，正确对待和处理青春期的生理变化。

辨证施膳

牛肉菌菇炒青红椒

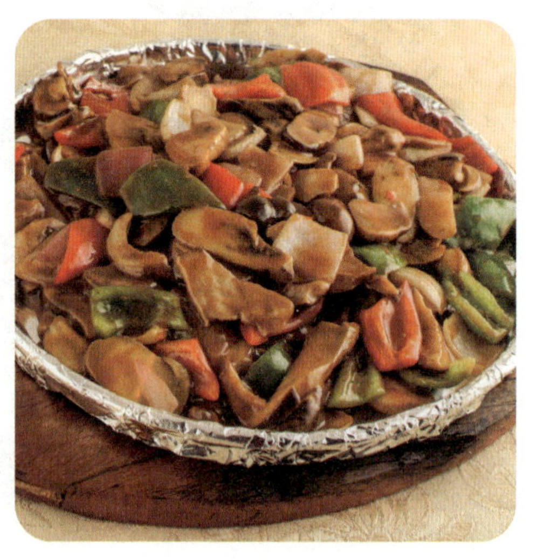

食材：牛里脊500克，杏鲍菇50克，青、红椒各100克，生抽、料酒、淀粉、胡椒粉、植物油、盐各适量。

做法：牛里脊切片，加入盐、淀粉、生抽和料酒拌匀腌制；热锅放入凉植物油，将牛里脊片放入锅中翻炒至变色，加入准备好的杏鲍菇翻炒，炒时加入1勺生抽，翻炒上色，加入切好的青、红椒翻炒，最后加入盐和胡椒粉调味，翻炒均匀即可。

功效：益气养胃，强筋健骨。

双枣益智茶

食材：红枣、黑枣各15克，龙眼肉3克，枸杞子、玉竹、麦芽各9克，冰糖、清水适量。

做法：将红枣、黑枣、龙眼肉、枸杞子、玉竹、麦芽加适量清水，煮约40分钟，过滤后加入冰糖即可。

功效：健脾开胃，滋阴明目。

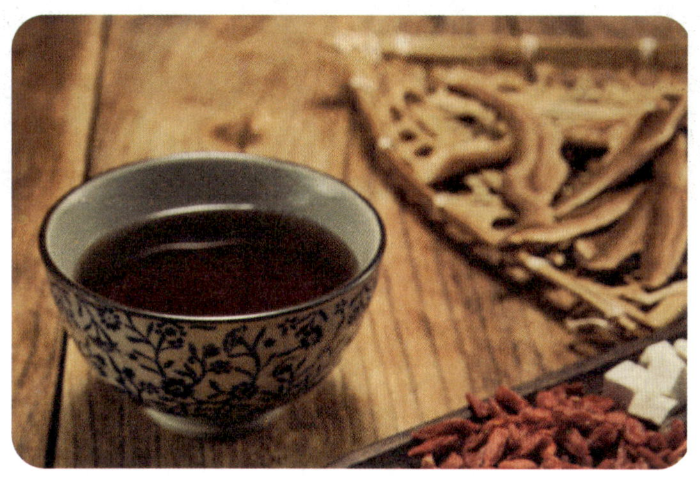

四神猪肚汤

食材：猪肚半个（或用猪肠亦可），芡实、莲子、淮山药、茯苓各9克，青、红椒各3克，葱、姜、料酒、盐、清水各适量。

做法：猪肚洗净，放入锅中，加清水，再入葱、姜、料酒煮30～40分钟，捞出切成粗条状。将芡实、莲子、淮山药、茯苓放入锅中，煎煮取汁，将猪肚放入药汁中，继续炖，并加料酒少许，约煮30分钟，加入切好的青、红椒，加盐调味即成。

功效：健脾开胃，益气补肾。

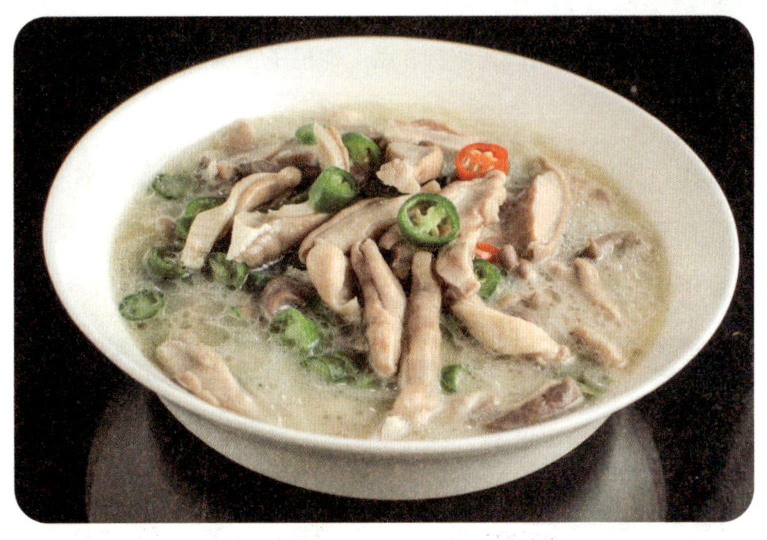

第二节

男性篇

一 养生原则

《黄帝内经》中有关男性的论述，精准地阐述了男性一生的生命规律。“丈夫八岁，肾气实，发长齿更”，男孩到了八岁左右，肾气充实，头发开始变浓密色黑，牙齿开始更换。“二八，肾气盛，天癸至，精气溢泻，阴阳和，故能有子”，男性到了十六岁左右，肾气旺盛，开始出现遗精，具备了生育能力。“三八，肾气平均，筋骨劲强，故真牙生而长极”，男性二十四岁左右，发育成熟，肾气平衡，筋骨强健，长出智齿，身体生长达到高峰。“四八，筋骨隆盛，肌肉满壮”，男性三十二岁左右到达一生体力和精力的巅峰。“五八，肾气衰，发堕齿槁”，四十岁左右，男性的肾气开始衰落，牙齿开始松动，头发开始掉落。“六八，阳气衰竭于上，面焦，发鬓颁白”，四十八岁左右，男性的阳气衰竭，脸上皱纹增多，出现白发。“七八，肝气衰，筋不能动，天癸竭，精少，肾藏衰，形体皆极”，五十六岁左右，男性的肝功能下降，精气衰竭，肾功能下降，体型出现变化。“八八，则齿发去。肾者主水，受五藏六府之精而藏之，故五藏盛，乃能泻。今五藏皆衰，筋骨解堕，天癸尽矣。故发鬓白，身体重，行步不正”，男性六十四岁左右，头发基本变白或者脱落，行动能力开始受限，出现骨骼疾病。

依据《黄帝内经》所述，男性的养生原则主要归纳为精、气、神的保养，精充、气足、神全则益寿延年，精亏、气虚、肾衰则体弱多病。

中医认为，精可化气，又可益神，精充足则阳气盛，精满则气壮，气壮则神旺，神旺则身健，身健而少病。此外，神可影响精气的运行，《灵枢》指出：“怵惕思虑者则伤神，神伤则恐惧流淫而不止……恐惧而不解则伤精，精伤则骨瘘痿厥，精时自下。”

1. 养精固精

《黄帝内经》认为“精生于谷”，男性可以借助饮食，由脾胃传递水谷精微至全身各处，保证肾精的充盈。有固精养精功效的食材：山茱萸、莲子、覆盆子、芡实、金樱子、鹿角胶、鹿茸、紫河车、鱼鳔等。

2. 益气护阳

护养阳气应防寒，冬季和春季乍暖还寒之时，应注意防寒，摄护阳气；夏季三伏天也应防止过度贪凉，以免损伤阳气。另外，《素问》中指出“辛甘发散为阳”，可通过饮食调护阳气，以辛甘温热食物为主。有摄阳护阳功效的食材：淫羊藿、仙茅、巴戟天、肉苁蓉、锁阳、葱、姜、蒜、羊肉等。

3. 调神养神

调养神气，应注重调畅情志，修身养性，摒除杂念。《素问》指出“起居如惊，神气乃浮”，起居方面，应规律作息，顺应四时，节制房事，养成良好的生活习惯。《素问·生气通天论》也曾指出：“味过于辛，筋脉沮弛，精神乃央。”饮食方面应注意，不可多食辛辣、厚味食品，以免损伤心神。有调神养神功效的食材：远志、人参、银杏叶、枸杞子、龙骨、牡蛎、酸枣仁、五味子、茯神、夜交藤、朱砂等。

二 饮食及调护

男性的饮食及调护原则应与“养精固精”“益气护阳”“调神养神”保持一致。

1. 合理膳食

合理的膳食搭配，能促进人体阴阳的调和。古人认为，主身者神，养气者精，益精者气，资气者食。食者生民之天，活人之本也。食物虽然作用平和，但仍有一定的偏性，需根据一定的原则来应用。中医饮食养生理论强调根据不同食物的特点及不同的个体需要，合理搭配食物，以符合人体健康需要。

2.适时饮食

食物有四性，即寒、凉、温、热。寒、凉食物大多具有清热除烦的作用，适用于炎热的气候环境，对阳盛体质者具有保健作用；温热食物大多具有助阳御寒的功效，适合于寒冷的气候环境，对阳虚体质者具有保健作用。

食物有五味，即酸、苦、甘、辛、咸。酸味食物大多具有收敛固涩的作用；苦味食物有清热、燥湿的功能；辛味食物具有发散及调理气血的作用；咸味食物具有软坚泻下的作用；甘味食物大多具有补益、调和的作用。人生天地之中，与天时相应，自然界四时气候的变化、环境的变化都会对人体产生重要影响，因此，饮食调理应随着气候变化、环境变化而更变食物性味。

3.适量饮食

《黄帝内经》提出“饮食有节”“饮食自倍，肠胃乃伤”。唐代孙思邈的《备急千金要方》中提到：“不欲极饥而食，食不可过饱；不欲极渴而饮，饮不可过多。饱食过多，则结积聚，饮渴过多，则成痰癖。”在达到合理膳食、适时饮食的基础上，应保证饮食的适度与适量。《素问》指出：“多食咸，则脉凝泣而变色；多食苦，则皮槁而毛拔；多食辛，则筋急而爪枯；多食酸，则肉胝胎而唇揭；多食甘，则骨痛而发落。”因此，尽管食物有养生的作用，但因其性能不同，偏嗜不仅起不到营养作用，反而会导致脏腑功能失调，危害健康。

三 辨证施膳

冬虫夏草炖鸭汤

食材：老鸭1只，绍酒一汤匙，红枣、姜片、蒜、冬虫夏草、精盐、清水各适量。

做法：将鸭洗净放入沸水中，大火煮8分钟，取出洗净。冬虫夏草洗净，留用。将鸭、绍酒、姜和冬虫夏草放入器皿内，加入适量清水，再加入红枣、蒜，中火炖40分钟，食用时放精盐调味即可。

功效：补肾益肺，益气养阴。

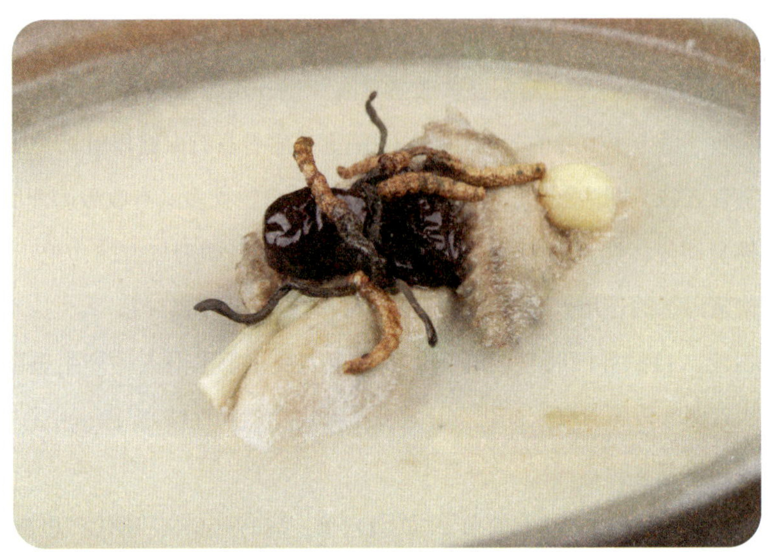

枸杞羊肉粥

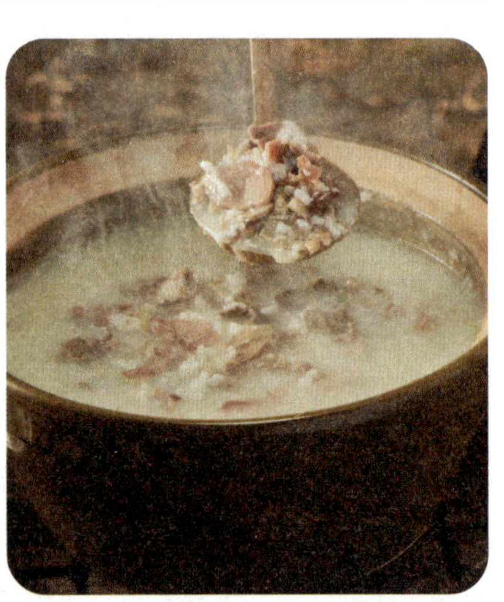

食材：枸杞叶200克，羊肾1个，羊肉100克，粳米100～150克，葱白、细盐各少许。

做法：将新鲜羊肾剖洗干净，去内膜，切细；再把羊肉洗净，切碎；枸杞叶煎汁去渣，同羊肾、羊肉、葱白、粳米一起煮粥。待粥成后加入细盐少许，稍煮即可。

功效：益精壮阳，补气健脾。

茴香腰子

食材：猪腰子90克，小茴香6克，虾仁20克，葱段5克，卤汁一份。

做法：将锅烧热，倒入茴香略炒片刻，马上倒出并研碎。猪腰子撕去外皮清洗后用剪刀从侧面划开一个口子，将小茴香末塞进去即可，并用细绳将开口处缠紧。锅中倒入调好味的卤汁，放入猪腰子，大火煮沸，捞出猪腰子，切成片状，再放进锅中，放入虾仁，保持30分钟后，点缀葱段即可起锅。

功效：补肾壮阳，补血益气。

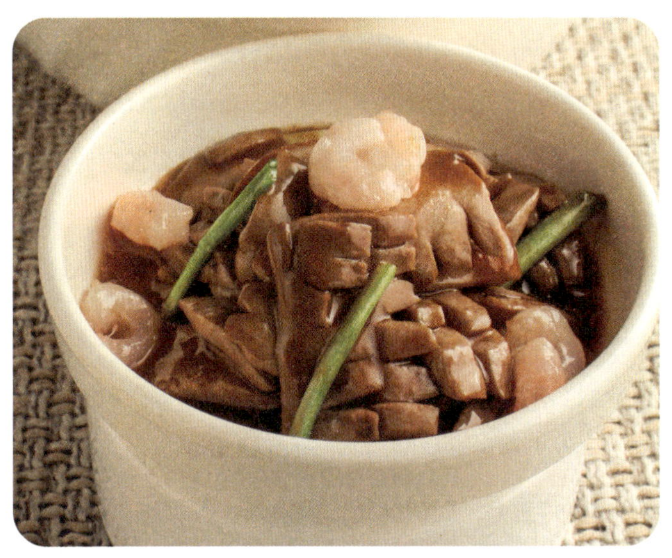

第三节

女性篇

一 养生原则

《黄帝内经》通过女性每个阶段不同的生理特点来诠释养生之道。“女子七岁，肾气盛，齿更发长”，女孩子七岁的时候，肾气开始逐渐向旺盛的阶段发展，牙齿开始生长坚固，头发变浓密色黑。“二七而天癸至，任脉通，太冲脉盛，月事以时下，故有子”，女子到了十四岁，肾中精气已经充盈到一定程度，此时肾气盛，冲任二脉通盛，胞宫藏泻有度，于是月经能定时来潮，青春期女性的生长发育迅速，在这个阶段女子具备生育的能力。“三七，肾气平均，故真牙生而长极”，女子二十一岁，肾气平衡，智齿生长，生理发育达到高峰，心理也较为平和。“四七，筋骨坚，发长极，身体盛壮”，女子二十八岁，女性的生理状况达到顶峰状态，生殖系统、内分泌都是最为和谐的阶段，筋骨强健，精力也较为旺盛，是女人身体最好的一个时期。尤其是二十八岁前后，肾气达到极盛，最适合生育。“五七，阳明脉衰，面始焦，发始堕”，到了三十五岁，足阳明胃经的气血不再旺盛，阳明经循行于面部，阳明脉衰表现为脸上开始长皱纹、出现眼袋，嘴边肌肉松弛，面色变暗，头发也开始脱落。“六七，三阳脉衰于上，面皆焦，发始白”，女性从四十二岁开始，经过面部的手三阳经、足三阳经全都衰退，容颜渐衰，整个面部枯憔，颧部、腮部肌肉下垂，眼角、眉头出现皱纹，头发开始变白了。此时脏腑受纳腐熟水谷、传化精华和排泄糟粕功能逐渐下降，肾气逐渐亏虚。“七七，任脉虚，太冲脉衰少，天癸竭，地道不通，故形坏而无子也”，到了四十九岁，太冲脉、任脉虚衰，太冲脉主胞宫，任脉主血，此时肾精不足，天葵枯竭，月经停止，女性失去生育能力，不能再生育子

女，更年期到来。

与男性一样，女性的养生也依赖“精”“气”“神”的护养。另外，女性还注重“血”的调养，所谓“女子以血为本，以肝为先天”，血气充盈，百病不生。

1. 养精护肾

中医对“精”的阐述是构成人体和维持生命活动的精微物质，精分为“先天之精”和“后天之精”，“先天之精”是人体生长发育的基础，源于父母精血，是生命活动的原始微观物质。而“后天之精”是由脾胃的运化作用从饮食中摄取的营养物质。“先天之精”是肾精的主体成分，“后天之精”对肾精起充养作用。对女性而言，肾脏精气充盈，则身姿、面色、脏腑都不易早衰；肾精亏衰则影响女性月经来潮和生殖功能。所以，女性应当重视保养肾脏，充盈肾精。有养精护肾功效的食材：淫羊藿、巴戟天、菟丝子、金樱子、肉苁蓉、鹿茸、桑椹、何首乌、阿胶、当归等。

2. 养气固气

“气”的生成与肾、脾、胃、肺等脏腑密切相关，而脏腑、经络、形体、官窍的正常运行和功能发挥也依赖于气机的“升、降、出、入”，二者密不可分。中医有言，“气为血之帅，血为气之母”。“气为血之帅”说的是气能行血、气能摄血；“血为气之母”说的是气的生成和运行终离不开血，即血能生气、血能载气。气能推动血液的运行和生发，血能纳气依附和维持气的盛衰。气血相互依存，互根互用。而女性以血为本，气足则血畅，血畅则貌美。又因“气”能推动脏腑组织活动、促进血脉运行，气足则体健，体健则百病不生。有养气固气功效的食材：人参、党参、西洋参、黄芪、白术、甘草、太子参等。

3. 养神养形

《素问》指出：“养神者，必知形之肥瘦，荣卫血气之盛衰。”古代先贤重视养神，《黄帝内经》反复强调养神的要点：“恬淡虚无”“精神内守”“顺时调神”“德全不危”“形与神俱”。养神的方法包括移情、顺志、少欲、节制、守神、顺应四时等。养神的同时，不能忘了养形，所谓“形”，指人的整个形体，包括五脏六腑、经络、四肢百骸等组织结构和气血津液等基本营养物质。中医学强调“形与神俱，不可分离”。神为形主，无神则形不可活。神是一切生命活动的最高主宰，它既能协调脏腑、气血、阴阳的变化，维持人体内环境的平衡，又能调节脏腑等组织使之主动适应自然界的变化，缓冲由外部因素引起的情志刺激，从而维持人体与外环境的平衡。神为形生，无形则神无以生。即神是形的产物，形是神的物质基础。如果形出现病变可导致神的异常，神出现改变也可导致形异常。因此，女性应将养神与养形相结合。有养神养形功效的食材：酸枣仁、远志、枸杞子、龙骨、牡蛎、五味子、茯神、夜交藤、朱砂等。

4.养血调肝

《素问·阴阳应象大论》说：“阴阳者，血气之男女也。”以男女分阴阳，则男为阳，女为阴；以血气分阴阳，则气为阳，血为阴。所以说女子属阴而与血的关系尤为密切。从女子的生理、病理情况而言，经血按月而下是女性的生理特征之一，关乎生长发育及胎孕等，所以妇科治法首重调经。冲脉为血海，经血之行，本乎冲脉。冲脉之血，来自五脏六腑，由脾胃水谷之气化生而成；而心主血，肝藏血，脾统血，三脏有病均可导致月经异常，或闭止不行，或崩漏难止，故对妇科病证的治疗，往往偏重于心、肝、脾三脏。《景岳全书》云：“故凡为七窍之灵，为四肢之用，为筋骨之和柔，为肌肉之丰盛，以至滋脏腑，安神魂，润颜色，充营卫，津液得以通行，二阴得以调畅，凡形质之所在，无非血之用也。”对女性来说，阳明脉衰、任脉虚、太冲脉衰均为血虚的原因。而《医宗金鉴》指出妇女面部生黄褐斑与情志不畅、气血不和密切相关，认为其源于忧思抑郁，血弱不华，火燥结滞而生于面上，女多有之。此提示女子除了多有气血不和之证，还常出现肝气郁结之证。因肝体阴而用阳，肝藏血和主疏泄的功能互根互用。肝失疏泄和藏血不足具有一定的双向因果关系。肝血充足在一定意义上可防肝气疏泄过度和情绪郁结过度。所以情志问题不可盲目疏肝，常配合补血。《笔花医镜》云："女子之症，审无外感内伤别症，唯有养血疏肝四字，用四物汤、逍遥散之类可以得其八九。"医家总结"女子以肝为先天，以血为本"。有养血调肝功效的食材：大枣、枸杞子、龙眼、柴胡、白芍、决明子、女贞子等。

二 饮食及调护

《黄帝内经》提出："五谷为养，五果为助，五畜为益，五菜为充，气味和而服之，以补益精气。"一直被奉为中医的饮食之道，即饮食要讲究营养搭配，合理膳食。《金匮要略》指出："凡饮食滋味，以养于生，食之有妨，反能为害。"说的是食物吃对了，则滋养身体，吃错了，则百病由生。

1.饮食有节

《黄帝内经》中说："饮食有节，起居有常，不妄作劳，故能形与神俱，而尽终其天年，度百岁乃去。"可见，饮食有节的重要性。饮食有节指每日进餐时间要基本固定，按时进餐。传统饮食养生学认为，一日三餐进食时间宜早餐6～7时、午餐12时左右、晚餐18～19时。或者按照个人的生物钟进行时间安排，这样才可使脾胃功能协调配合，气血运行通畅，维持阴阳平衡。

2.忌暴饮暴食

有的女性劳累之后，或心情不好时，常采用暴饮暴食来缓解心情，放松压力。但暴饮暴食势必加重胃肠负担，中医认为"胃不和，卧不安"，《黄帝内经》说："饮食自倍，肠胃乃伤。"吃得过饱，必然导致身体肥胖，不仅影响女性外貌，还会导致内分泌紊乱，给身体带来极大危害。

3. 适度补益

中医主张根据食物或药物寒、凉、热、温之性，进行温补、清补、平补。寒和凉属阴，温和热属阳，温热食物或药物能减轻或消除寒证，寒凉食物或药物能减轻或消除热证。同时，食物或药物的补益也应当遵循四季规律，中医认为，春食凉，夏食寒，以养于阳；秋食温，冬食热，以养于阴。要注意阴虚证者不宜用温热类的补品，如红参、鹿茸、龙眼、核桃仁等。阳虚证者不宜用寒凉性补品，如龟肉、鳖肉、生地、麦冬等。现代女性由于工作、生活等压力容易出现身体虚弱的情况，除按照上述原则补益外，还应当注意补益要适当，以免导致阴盛或阳亢，破坏人体阴阳平衡。

三 辨证施膳

龙眼首乌羹

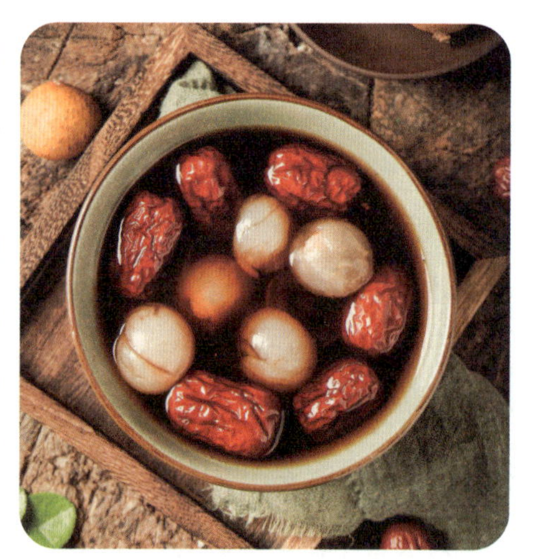

食材： 龙眼肉50克，当归6克，何首乌15克，红枣30克，红糖30克，清水适量。

做法： 将何首乌、当归去净杂质，烘干，分别研成粉末；红枣去核，洗净；龙眼肉洗净。净锅置中火上，加入适量清水，放入何首乌粉末、当归粉末，先用旺火烧沸，再下龙眼肉、红枣，小火熬煮成羹汤。最后用红糖调味，即可食用。

功效： 补血调经，润肠通便，养血安神。

炒冬笋

食材：冬笋400克，榨菜25克，植物油50克，大葱5克，姜5克，干辣椒5克，芝麻油10克，盐3克，酱油5克，肉汤100克。

做法：冬笋在沸水中煮熟去水，切成条；榨菜用水洗一下除去咸味，切成末；姜、干辣椒切成末；大葱切段。起锅放植物油，油热后将笋条入锅略炸，沥油，倒入榨菜、姜、辣椒末，加肉汤、盐和酱油，用文火烧煨，待笋熟透入味，放入葱段，淋上芝麻油颠翻几下起锅装盘。

功效：健脾开胃。

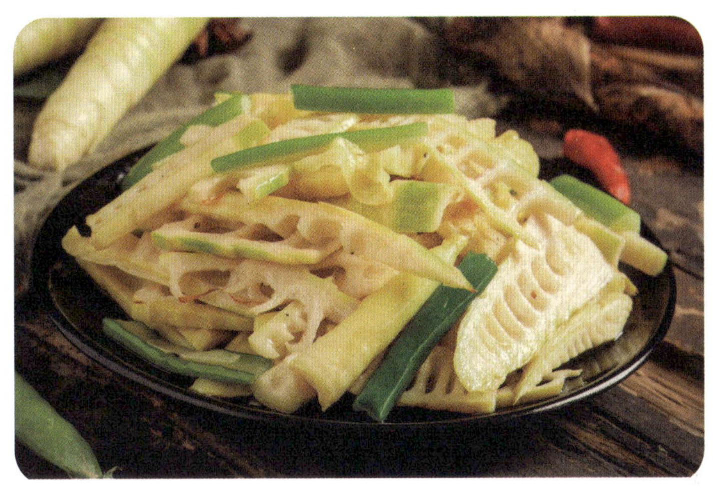

小米酸枣仁粥

食材：小米100克，酸枣仁15克，蜂蜜40克，清水适量。

做法：酸枣仁切末，将小米加适量清水煮粥至将熟，加入酸枣仁末、蜂蜜，搅匀煮开即可。

功效：健脾和胃，养心益肝。

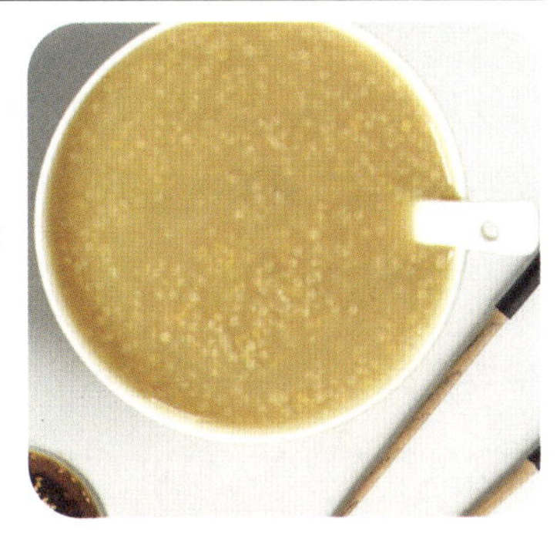

第四节

孕产妇篇

一 养生原则

中医对怀孕的阐述，所谓“孕借母气以生，呼吸相通，喜怒相应，一有偏倚，即至子疾”，胎儿在胞宫里仰赖于母体的气血滋养而发育生长，与母体的气血、情志一脉相通，孕母在很多方面的行为都会对胎儿产生较大的影响。因此，注重孕期保健，有助于使孕产妇气血旺盛、胎元完固。针对孕期，按三个阶段进行论述，即孕早期、孕中期和孕晚期。

孕早期（第1～3月），女性阴血聚于胞宫，气血流动不畅，气血不足，而使脾胃两虚，出现恶心、呕吐的“孕吐”症状，本期保健应以健脾和胃为主。孕中期（第4～7月）是胎儿身体各系统组织迅速发育的时期，此阶段要保证营养物质的均衡摄取，保证孕母气血充足。孕晚期（第8～10月）是胎儿发育成熟的时期，孕母要获得更丰富的营养，本期保健以补气、养血、滋阴为主。

产褥期是指胎盘娩出后的产妇身体和心理方面调适复原的一段时间，一般6～8周。而传统的“坐月子”通常指的是产褥期的前30天。正常人的筋骨腠理处于闭合状态，产妇分娩时用力努挣，筋骨腠理大开，亡津伤血，造成产后四肢百骸空虚，此时若稍有不慎，则风、寒、湿等邪气乘虚入侵，留滞经络、关节，可使经脉气血运行不畅，出现肢体重着、怕风怕冷等“月子病”的症状。孕妇产后应根据不同的季节和环境，穿合适的衣物，慎避风寒，勿贪凉喜饮、猛吹风扇或空调，但也不能一味死捂，让产妇穿着过厚的衣服，或暑天任由产妇扛热，大汗淋漓，这样更易感染风寒。

二 饮食及调护

1.孕期调护

孕早期不宜多食油腻、辛辣等不易消化和刺激性强的食物，如辣椒、花椒、胡椒、葱、蒜、韭菜、生姜、八角等，食则生痰动火、散气耗血。中医认为，妊娠后，宜镇静，以使气血安和。宜食面包干、苏打饼干、苋菜、豆腐干、馒头干、卤鸡蛋、西红柿、卷心菜、茄子、苹果等。

孕中期除不宜食油腻、刺激性食物外，还不宜食生冷食物，因其性寒，容易伤脾。同时，孕中期不宜多吃甜食，以免造成血糖升高。宜食鸡肉、牛肉、猪肝、鸡肝、鳝鱼、虾、小米、鹌鹑蛋、牛奶、土豆、山药、黄花菜、菠菜、小麦、黄豆等。

孕晚期忌食油腻和过咸、过甜的食物。过咸可导致体内钠潴留，引起浮肿。过甜可致肥胖和血糖升高。宜食海参、银鱼、墨鱼、蚌肉、瘦猪肉、淡菜、银耳、桑椹等食品。

孕妇应顺应四时气候的变化，循时序，适寒温。衣着宜宽松舒适，勿紧胸、束腰、缚腿，以免阻碍气血运行。日常生活作息有常，劳逸有度，动静结合。避免久行久立、负重、攀高涉险，以及参加过于剧烈的运动，以免触动胎气。孕期宜“行坐端严，性情和悦，常处静室，多听美言，令人诵读诗书，陈说礼乐”，以修身养性、陶冶性情，令五脏安和、气血顺调。饮食方面宜营养丰富均衡，且易于消化，多吃新鲜蔬果，使大便通畅。谨慎房事。此外，应在医生指导下合理用药。

2.产后调护

《妇人大全良方》记载，产则血气劳伤，脏腑虚弱而风冷客之，冷搏于血气，血气不能温于肌肤，使人虚乏疲顿，致羸损不平复。若久不平复，若久不瘥，风冷入于子脏，则胞脏冷，亦使无子，谓之风虚劳损也。女性产后常气血亏虚，如果不慎感寒涉冷，可致日后体质虚弱。产后应加强饮食营养，改善免疫力，慎避风寒。避免到人多的公共场所，以免感染病邪。产妇产后体质虚弱，应保证充足的睡眠时间，勿过早劳作，或过早开始剧烈运动。此外，应注意产妇产后情绪变化。

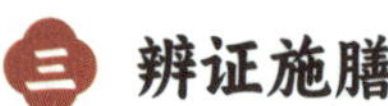

三 辨证施膳

鲜虾豆腐汤

食材：豆腐1块，西红柿1个，鲜虾仁、葱花、骨头汤各适量，水淀粉、盐各少许。

做法：豆腐切小丁，西红柿洗净切小块。骨头汤倒锅中煮开后，加入西红柿块、葱花、豆腐丁、鲜虾仁，再煮片刻，最后加盐，用水淀粉勾芡即可。

功效：和中益气，生津止渴。

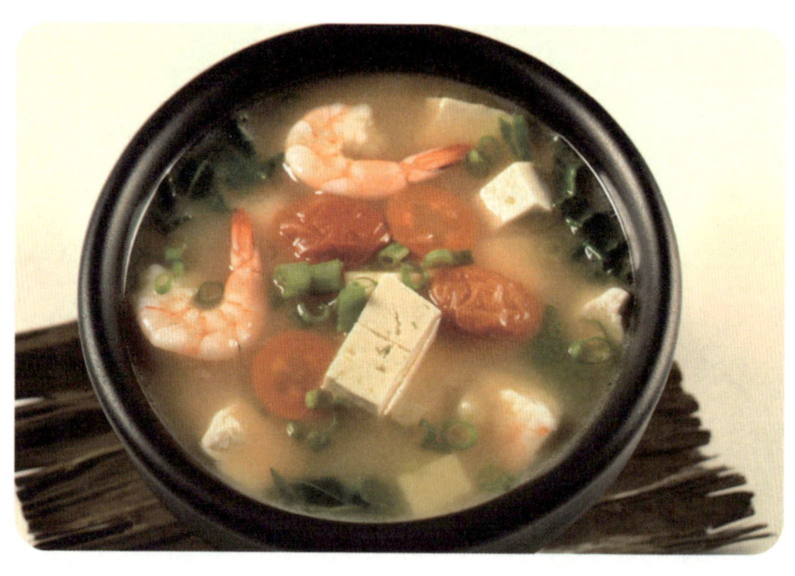

海带排骨汤

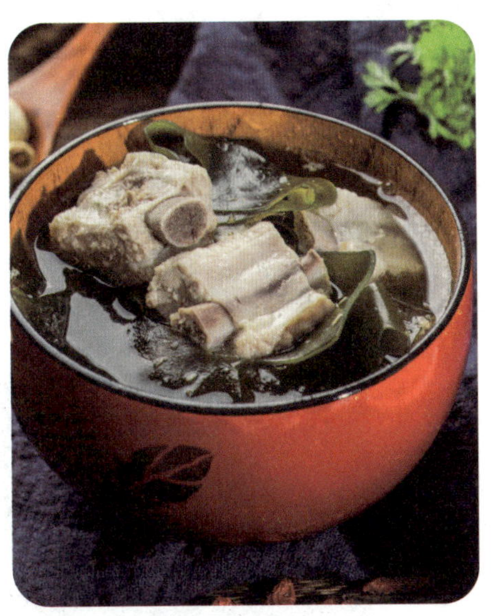

食材：排骨300克，海带、葱段、姜片、盐、植物油、料酒、温水各适量。

做法：排骨洗净；海带提前浸泡，切片。排骨冷水入锅焯水，加姜片、料酒去腥。锅中入植物油烧热倒入排骨煸炒，放入姜片和葱段炒香，加适量温水转入瓦煲中，煮沸后撇去浮沫，放入海带片，捞出姜片、葱段，转小火慢炖40分钟，排骨熟后加盐调味。

功效：健脾利水。

土豆炒鳝鱼

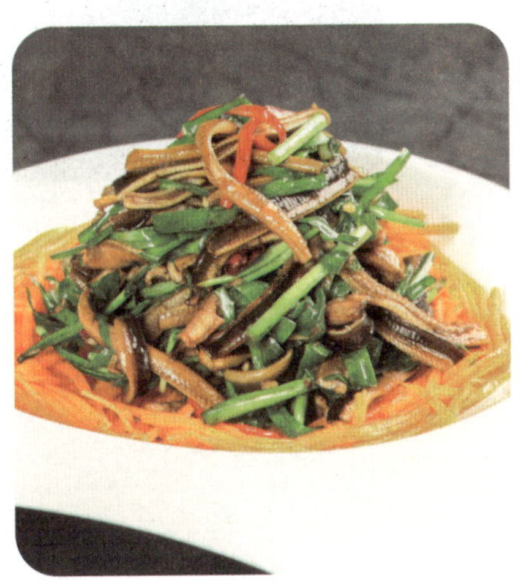

食材：鳝鱼肉200克，土豆300克，韭菜100克，植物油、红辣椒丝、盐、酱油、醋各适量。

做法：将土豆洗净，切成丝；鳝鱼肉洗净、切丝；韭菜洗净，切段。将锅烧热，下入植物油，油烧至稍冒烟，倒入土豆丝翻炒，加盐调味后装盘打底。另起锅烧油，倒入鳝鱼丝、韭菜段翻炒，加盐、酱油、醋炒熟，铺在土豆丝上，点缀红辣椒丝即可。

功效：补肝肾，益气血。

芹菜炒肉

食材： 芹菜2～3棵，猪瘦肉2两，植物油、红辣椒、大蒜、姜、盐、味精、酱油、清水各适量。

做法： 摘取芹菜杆，切成小段；猪瘦肉切成小片。锅内放植物油，待油热后，将大蒜和姜爆炒，下芹菜段和猪瘦肉片，放酱油一小勺，加入少量清水防止粘锅，翻炒，肉片熟后，放盐、味精调味，点缀红辣椒即可起锅装盘。

功效： 润肠通便。

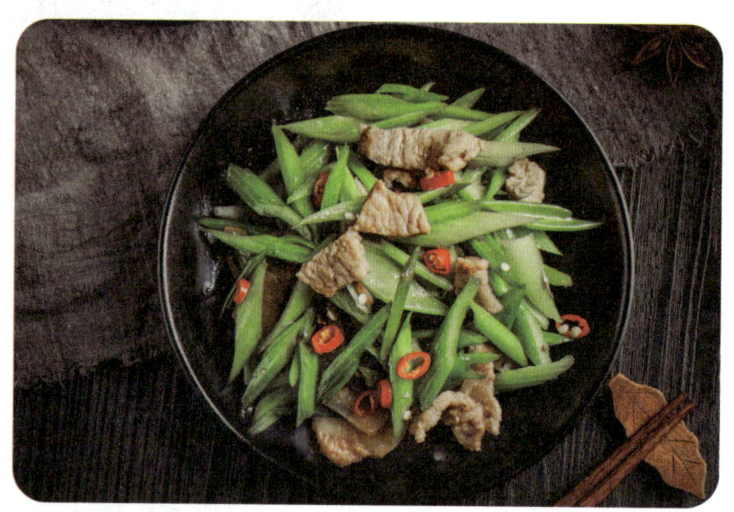

第五节
老年人篇

一 养生原则

因为老年人群体较特殊，需要从四季分别进行养生调护，根据四季的养生理论，再阐述四季的饮食及调护。

1.春季养生

（1）冬去春来应养肝。春天生机涌动，肝阳旺盛，如果疏泄不及，肝气升发太过，就会出现肝阳上亢、肝火上炎等表现。

（2）春天应清体内积热。中医认为，春季主风，与肝相对应，是肝气最旺的季节。若肝气疏散不畅，易郁滞体内引起内热，化生为肝火。此外，春天阳气上升，且气候干燥多风，易扰动人体蓄积的内热，导致上火。

（3）老年人警惕顽疾复发。春季升发，毛孔开泄，对寒邪的抵御能力有所减弱，又因春季天气变化迅速，时冷时热，变化无常。老年人生理功能衰退，对天气变化等异常刺激的反应性、适应性及防御性都有不同程度的减弱，所以老年人在春季容易出现顽疾复发。

（4）春季当捂。唐代孙思邈曾说："春天不可薄衣，令人伤寒，霍乱，食不消，头痛。"中医认为，春天天气寒暖不定，老人气弱骨疏体怯，风寒易伤腠理，棉衣不可过早地一次性脱去，多备几件夹衣，随天气变化逐渐增减。

2.夏季养生

（1）夏季除内火。夏季是一年中阳气最旺的季节，天气炎热，易导致内火

上升。此外，夏属火，与心相对应，心阳在夏季尤为旺盛，易化热化火。心火旺表现为口舌生疮、心烦、失眠等症状。内火可存在于多个脏腑器官，在心为心火，在肺为肺火，在肝为肝火，在肾为肾火，在胃为胃火。

（2）盛夏防暑邪。暑乃夏季的主气，为火热之气所化，暑气太过，伤人致病，则为暑邪。暑邪致病，有伤暑和中暑之别。起病缓，病情轻者为“伤暑”；发病急，病情重者，为“中暑”。暑为阳邪，其性炎热。暑邪伤人，多表现为一系列阳热症状。

（3）长夏防湿邪。湿为长夏主气，人体的脾脏与之相应，中医认为湿为阴邪，好伤人阳气，尤其是脾阳。由于脾脏喜燥而恶湿，一旦受损，则导致脾气不能正常运化，而使气机不畅，表现为消化吸收功能低下。

（4）切莫贪凉。夏季虽热，但要注意保护人体阳气，防止因避暑而过分贪凉，损伤人体阳气。

3. 秋季养生

（1）秋季谨防燥热伤肺。秋燥的发生，外因为感受燥热之邪，内因是夏令炎热，出汗之后津液耗损，或素体阴液亏损，复感燥热病邪而发病。秋燥所及脏腑首先是肺，其次传入胃与大肠，而出现各种燥邪侵袭的症状。

（2）秋季注意胃保暖。秋凉之后，外则暑阳渐消，内则微阴初生，昼夜温差变化较大，尤其影响脾胃。秋季是脾胃病高发季节，适时增添衣服，盖好被褥，以防腹部着凉而引发胃痛或加重旧病。

4. 冬季养生

（1）冬季养肾防寒。冬天寒冷，寒为阴邪，易伤阳气。人身之阳气根源于肾，寒邪最易中伤肾阳。所以，冬季需要“养肾防寒”。

（2）预防冻疮。中医认为“阳虚则外寒”，老年人阳气衰微，气血不足，卫阳不固，不能温煦肌肉以抵抗外来寒邪的侵袭，由于气血运行不畅，容易导致阴寒久伏于脉络而生冻疮。

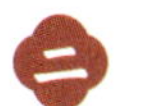

二 饮食及调护

1.春季饮食调护

按中医春季的养生原则，春季应以养肝为先。春天应少食酸味食物，春天肝旺，多食酸味食物会使肝火偏亢。春天应注意调整情绪，可吃一些能疏肝理气的食物，以疏肝调畅。春季应适当休息，切忌熬夜；多吃蔬菜、水果，忌吃辛辣食物；多饮水或喝清热饮料，以清除体内郁热。春季宜用食材：牛肉、猪肚、栗子、龙眼、核桃、大枣、糯米、黑米、高粱等。

2.夏季饮食调护

按照中医夏季的养生原则，夏季应以养心为先。饮食上要优先选择补心的食物，养心最好吃些赤色食物或是苦味食物。夏季炎热酷暑，往往令人情绪烦躁，饮食应以清补、健脾、祛暑化湿为原则，选择具有清凉滋阴祛暑功效的食品，如果出汗过多，食欲欠佳，可服用养生粥品开胃。如早、晚进餐时食粥，午餐时喝汤，这样既能生津止渴、清凉解暑，又能补养身体。夏季宜用食材：小枣、莲子、百合、蘑菇、银耳、薏苡仁、绿豆、荷叶、苦瓜、酸枣仁等。

3.秋季饮食调护

按照中医秋季的养生原则，秋季应以润肺为先。秋季天气干燥，燥邪最易伤肺，饮食上可以多吃一些滋阴润燥的食物，同时也可以食用一些薯类。秋季宜用食材：柚子、山楂、葡萄、石榴、银耳、甘蔗、梨、藕、菠菜、乌骨鸡、豆浆、鸭蛋、蜂蜜、马铃薯、甘薯、山药等。

4.冬季饮食调护

按照中医冬季的养生原则，冬季应以养肾为先。对于肾之阴精渐衰的老年人，宜以温补为主。冬季宜选食温肾壮阳的食物，这对阳气衰微的老年人尤其有益。冬季禁食生冷和寒凉的食物。冬季宜用食材：黑枣、黑木耳、黑米、黑豆、黑芝麻、龙眼、核桃、板栗、海带、紫菜、羊肉、狗肉、乌骨鸡等。

三 辨证施膳

八宝饭

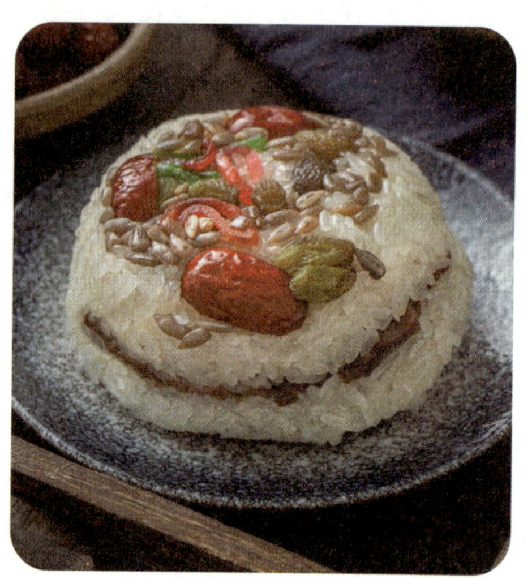

食材： 芡实、山药、莲子肉、茯苓、党参、白术、薏苡仁、白扁豆各5克，糯米150克，红枣10个，葡萄干、松仁、清水、玫瑰丝各适量。

做法： 党参、白术、茯苓加水适量煎煮取药汁。糯米淘洗干净，将芡实、山药、莲子肉、薏苡仁、白扁豆打成粗末，红枣去核，葡萄干、松仁洗净，以上物料加入电饭煲中，加入药汁，再加适量清水煮熟，点缀玫瑰丝即成。

功效： 益气健脾，补肾涩精。

益寿鸡蛋汤

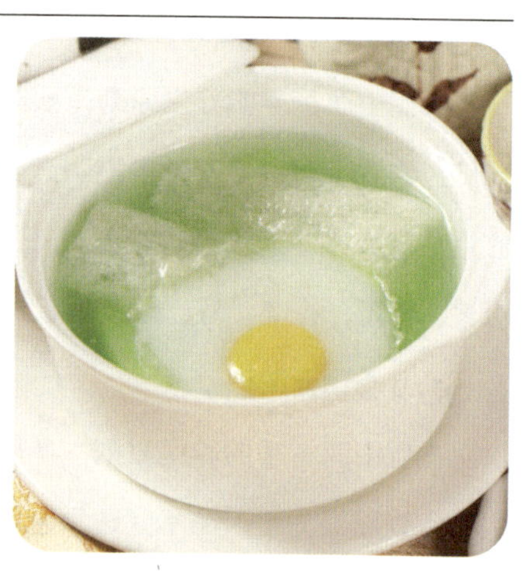

食材： 冬瓜20克，鸡蛋1个，清水适量。

做法： 冬瓜去皮，洗净、切长块，锅中加适量清水，加入冬瓜块，武火煮沸后改文火继续煮20分钟，再将鸡蛋打入锅内，煮至蛋熟即成。

功效： 清热利尿，益阴养血。

山楂六物膏

食材：鲜山楂100克，大枣10克，山药15克，茯苓10克，麦芽10克，陈皮5克，鸡内金5克，蜂蜜30克。

做法：将鲜山楂上蒸锅蒸制20～30分钟脱壳去渣做成山楂浆。然后将山药、茯苓、麦芽、陈皮、鸡内金、大枣等物研磨过筛，倒入做好的山楂浆中，混合搅拌均匀。起锅将炼制好的蜂蜜倒入混合的果浆中继续搅拌。再将做好的复合果浆平摊在容器上，70～80摄氏度烘12小时做成糕状。

功效：燥湿化痰，益气健脾，消食化积。

禁忌：不适用于溃疡、泛酸者。

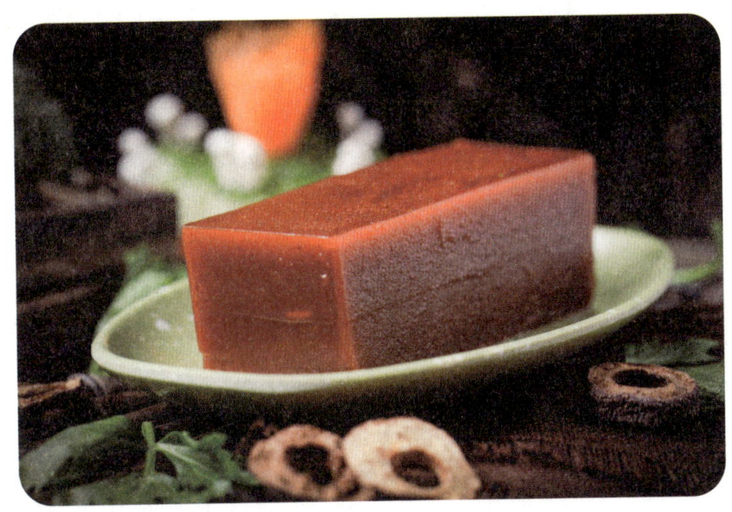

第六节

亚健康人群篇

亚健康是指人体处于健康和疾病之间的一种状态，但尚未达到明确的疾病诊断标准。中医古籍中虽然没有直接提到“亚健康”这一概念，但许多中医古籍中的思想和理论为亚健康的中医调理提供了丰富的理论基础和实践指导。

中医认为，健康就是“正气存内，邪不可干”，即人体的正气和内在调节功能正常，“邪”（即病理因素）就不能侵袭人体，这就是“阴平阳秘，精神乃治”的健康状态。中医认为“邪之所凑，其气必虚”，即当人体的正气和内在调节功能低下时，“邪”就能够侵袭人体，使人体处于“阴阳失衡”“形神不一”的有病（不健康）状态，属“已病”范畴。

《黄帝内经》中提出了“不治已病治未病”的理念，强调预防疾病的重要性。治未病包括未病养生、防病于先；欲病救萌、防微杜渐；已病早治、防其传变；瘥后调摄、防其复发。《金匮要略》中提到，当人出现“四肢才觉重滞”等亚健康症状时，应通过导引、吐纳、针灸、膏摩等方法进行早期干预，防止疾病的发展。《备急千金要方》强调，在“五脏未虚，六腑未竭”的亚健康状态时，应“先察其源，候其病机”，并通过服药进行治疗。《外台秘要》中提到，当人出现“少病苦，似不如平常”的亚健康症状时，应及时调治，防止病情加重。《丹溪心法》中提出“与其救疗于有疾之后，不若摄养于无病之先”，强调在未病时进行摄养，预防疾病的发生。

中医认为，亚健康是人体阴阳失衡、脏腑功能失调的状态。遏制其进一步发展，要注重调节脏腑的功能，充实卫气营血，恢复五脏六腑的功能，使人体向健康状态发展。

根据亚健康的症状特点，中医可将其分为以下五型进行施治。①肝郁气滞：症见心情郁闷，或心烦易怒，胸胁苦满，善太息，兼见心悸不寐，脘闷纳呆，口苦，舌淡红或暗红，脉弦或细涩，方选柴胡疏肝散加减。②痰湿内生：症见胸脘痞闷，恶心纳差，身重困倦，头昏如蒙，兼见咳嗽吐痰，大便溏薄，苔白厚腻，脉濡或滑，方选二陈汤合香砂六君子汤加减。③心脾两虚：症见心悸，头晕，神疲乏力，气短懒言，兼见面色不华，自汗出，纳差便溏，舌淡苔白，脉细弱无力，方选归脾丸加减。④肝肾阴虚：症见形体消瘦，腰膝酸软，齿摇，口干咽燥，伴见潮热多汗，失眠多梦，五心烦热，梦遗滑精，女子带下淋漓，舌红苔少，脉细，方选六味地黄丸加减。⑤脾肾阳虚：症见神疲思睡，形寒肢冷，身倦乏力，伴见少气懒言，耳目不聪，大便溏薄，小便清长，夜尿频多，舌淡苔白，脉沉细弱，方选金匮肾气丸合理中汤加减。

一 辨证施膳

参苓粥

食材： 党参15～20克，茯苓15～20克，生姜3～5克，粳米100克。

做法： 先将党参、生姜切为薄片，把茯苓捣碎，浸泡半小时，一起放入砂锅中，煎取药汁，然后再煎取汁，将两煎药汁合并，同粳米煮粥即可。

功效： 补脾益肺，利水渗湿。

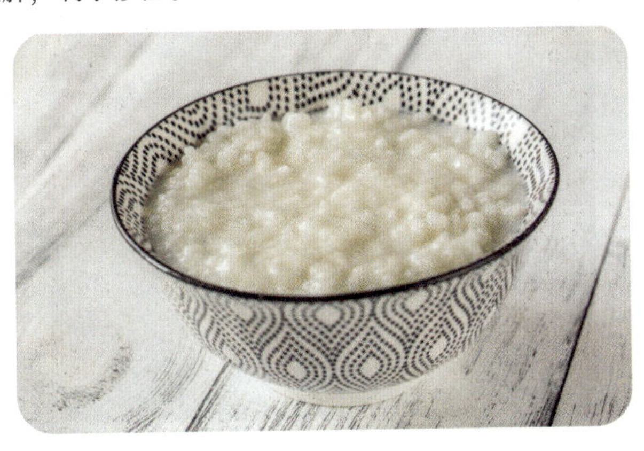

精乌参胶九制粥

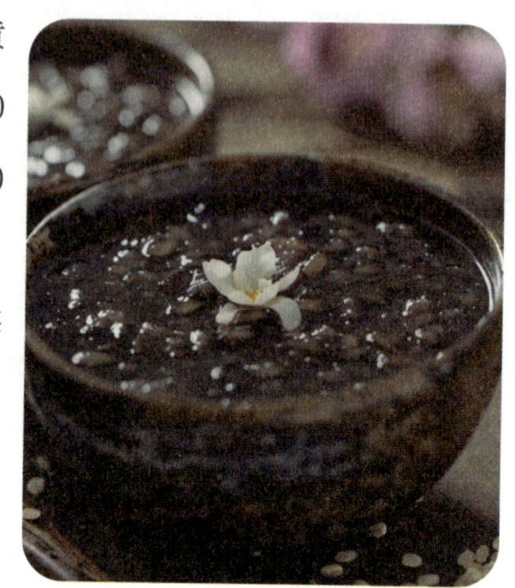

食材：人参2克，黄芪5克，阿胶2克，黄精5克，乌梅肉5克，山药10克，黑芝麻30克，黑米30克，黑桑椹10克，炒酸枣仁10克，粳米200克，清水适量。

做法：将人参、黄芪、黄精、阿胶、乌梅肉、山药、黑芝麻、黑桑椹、炒酸枣仁各药分研为末，过筛，成粉，将粉放入容器中。将过筛的粉混合均匀，加入黑米、粳米、清水，与粉料相拌和匀，煮熟即可。

功效：补气养血，健脾补中，滋补肝肾。

禁忌：忌食辛辣、油腻食物，感冒病人不宜服用。

陈皮粥

食材：陈皮10克（鲜者加倍），大米100克，清水适量。

做法：将陈皮择净，切丝，加水煎取药汁，药汁中加大米煮成稀粥服食。

功效：理气健脾，化痰止咳。

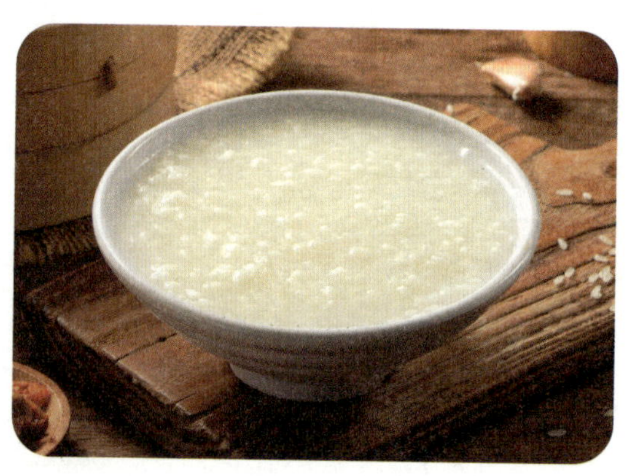

莲子粳米粥

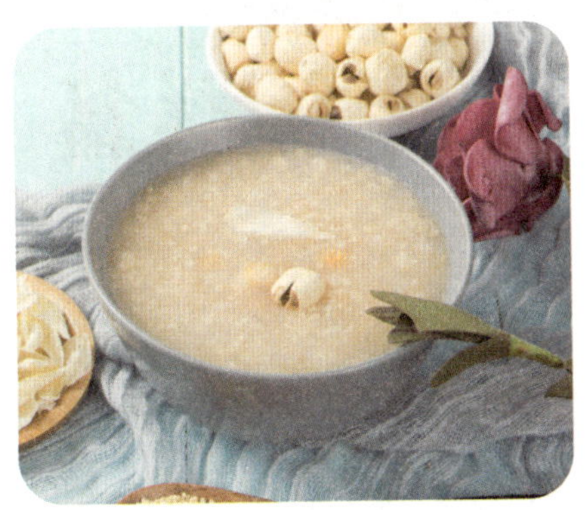

食材：莲子15克，粳米适量，盐少许，清水适量。

做法：将莲子用开水烫过，备用。将粳米放进锅内加清水，将莲子放进米锅内，将锅放炉上，用小火煮成粥，加入盐调味，即可。

功效：补气健脾，益肾宁心。

养生狮子头

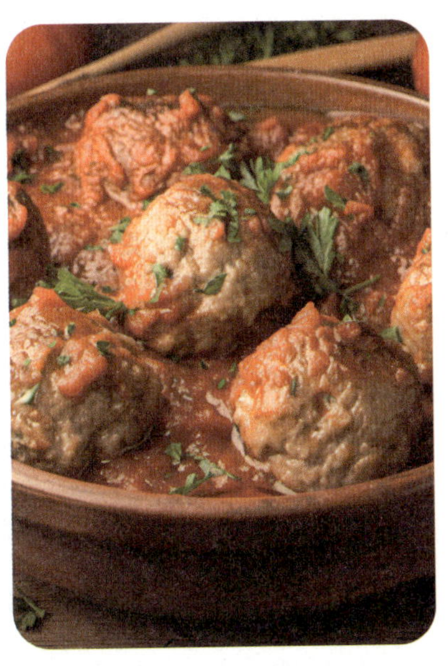

食材：猪肉500克，番茄500克，胡萝卜250克，洋葱250克，鸡蛋1个，植物油、绍酒、姜末、生粉、生抽、盐、香菜各适量。

做法：猪肉洗净绞碎；胡萝卜、洋葱洗净切碎；番茄洗净切块。将鸡蛋与猪肉碎、胡萝卜碎、洋葱碎一起拌匀，放入生抽、绍酒、姜末、盐、生粉，继续搅匀。做成若干个狮子头。将植物油烧热，入锅炸狮子头呈黄色，捞出备用。再放适量植物油，加入番茄煸炒，倒入煎好的狮子头，翻炒几下，用香菜点缀即可。

功效：健脾理气，生津养血。

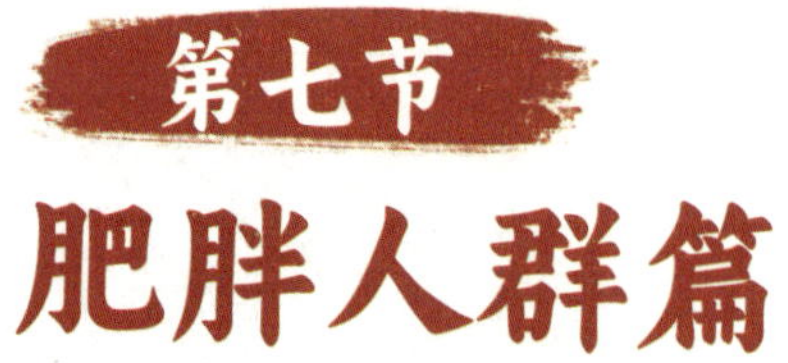

第七节 肥胖人群篇

肥胖是指体重异常增加，是体内脂肪积聚过多而呈现的一种状态，肥胖可导致健康问题。肥胖人群常需要通过控制体重，以达到健康的目的。控制体重是指通过健康的生活方式，如均衡饮食和规律运动，维持健康的体重水平。

《黄帝内经》提出了许多养生的基本理念，如顺应四时、调和阴阳、饮食有节等，这些理念同样适用于肥胖人群。张仲景在《金匮要略》中提到了多种病症的治疗，其中也涉及肥胖，提出了早期干预和治疗的思想。《本草纲目》中记载了大量具有减重功效的药材，如决明子、荷叶、山楂等。

《食疗本草》记载了多种食物的食疗作用，包括一些具有减重效果的食物，如绿豆、冬瓜、山楂等。

在中医理论指导下，利用食物性味的搭配及功效，作用于人体的脏腑，可达到调和气血、平衡阴阳、控制体重的目的。中医有“肥人多痰、瘦人多火”之说，说的是肥人大多饮食失调或食欲亢进或偏嗜肥腻甘甜之食，久之导致脾失健运、肺失肃降、痰湿内蕴、滞纳机体而成肥胖。

针对肥胖人群的体质特点，治疗当以补虚泻实为原则。补虚常用健脾益气，结合益气补肾。泻实常用祛湿化痰，结合行气、利水、消导、通腑、化瘀等法。其中祛湿化痰法是治疗本病的最常用方法。常用中药食材有荷叶、山药、决明

子、薏苡仁、山楂、陈皮、何首乌、甘草、枳壳、茯苓、大黄等。

肥胖人群除了食疗外，还要控制饮食并适量运动。

（1）控制饮食：肥胖人群必须控制饮食，饮食应低脂、低糖、低盐和高纤维。孕妇也应忌因摄入饮食量过大而导致营养过剩。

（2）适量运动：肥胖人群要做到适量运动，以增加热量的消耗，并与控制饮食相配合，使摄入的热量与消耗的热量平衡，才能有效控制体重。

一 辨证施膳

白玉菇炒虾仁

食材：白玉菇1盒，虾仁8个，四季豆100克，料酒、植物油、葱花、盐、胡椒粉各适量。

做法：虾仁去掉虾线，洗净沥干水分，加料酒、盐、胡椒粉抓匀腌制5分钟；白玉菇洗净；四季豆洗净切块，煮3~5分钟，沥干水。起锅放植物油烧热，油热后放入葱花炒出香味，再放入白玉菇、虾仁翻炒均匀，变色后放入四季豆，翻炒几下出锅即可。

功效：益气健脾，润肠通便。

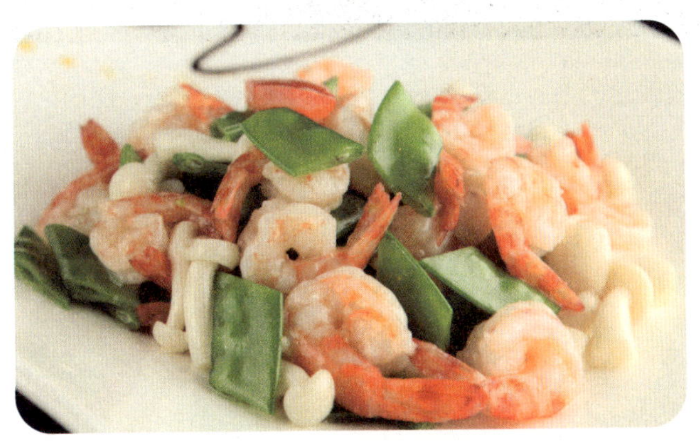

芹菜炒鸡蛋

食材：芹菜300克，鸡蛋3个，料酒、植物油、盐各适量。

做法：芹菜择洗干净，切碎，放入碗中；鸡蛋打碎，放入装芹菜的碗中，加入适量盐和料酒，搅拌均匀。锅烧热倒入植物油，油热后倒入芹菜碎和鸡蛋液翻炒至熟，出锅即可。

功效：清热利尿，润肠通便。

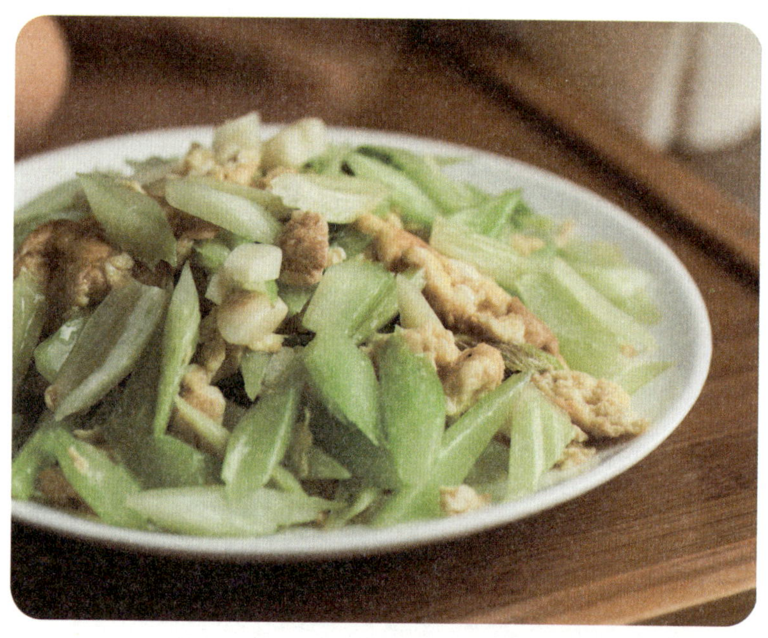

豆腐菌菇汤

食材： 嫩豆腐半盒，葱花、香菇、盐、香菜、鸡精、胡椒粉、植物油、清水各适量。

做法： 嫩豆腐切小块，香菇洗净切片，香菜洗净。起锅烧植物油，葱花爆香，放香菇片翻炒，加适量清水，开锅后放嫩豆腐，加盐、鸡精、胡椒粉、香菜，再次开锅后煮1分钟即可。

功效： 健脾和胃，生津润燥。

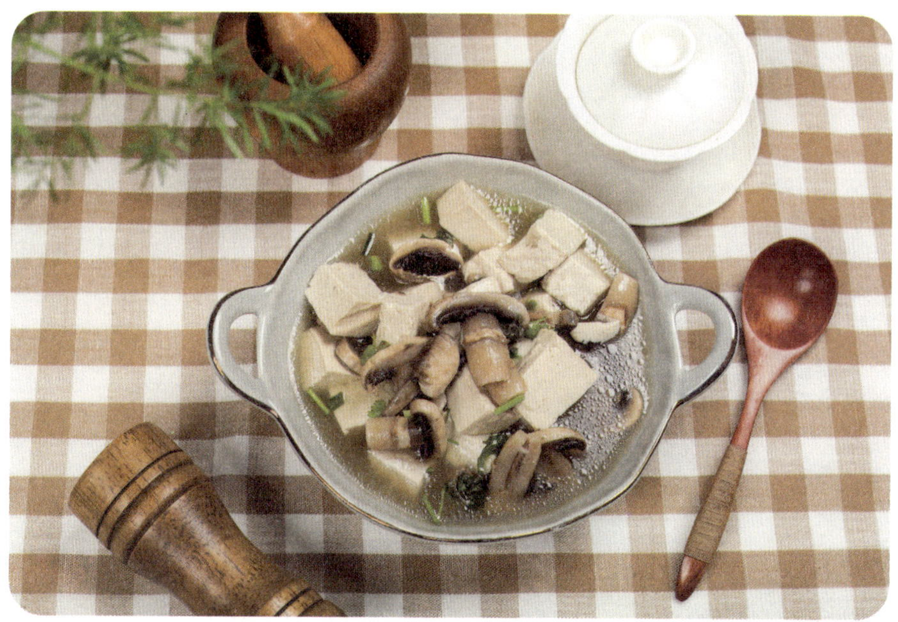

黄瓜炒鸡肉

食材：鸡胸肉300克，黄瓜一根，青、黄椒各50克，姜末、蒜末、料酒、生抽、蚝油、黑胡椒粉、醋、植物油、水淀粉各适量。

做法：鸡胸肉清洗干净，切成条，放入料酒、生抽、蚝油、黑胡椒粉，抓拌均匀腌制10分钟；黄瓜搓洗干净后切条；青、黄椒洗净，切成条。起锅烧植物油，油热后放入姜末、蒜末炒香，再放入鸡胸肉翻炒均匀，炒至变色后加入生抽、蚝油、醋调味，翻炒均匀。接着放入黄瓜条和青、黄椒条翻炒均匀，淋入水淀粉勾芡即可。

功效：清热生津，温中益气。

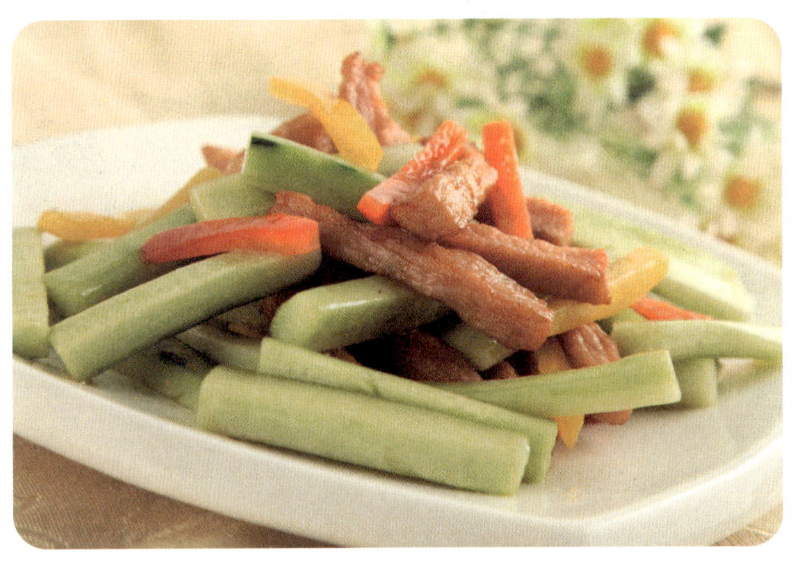

第六章
常见疾病的食疗方案

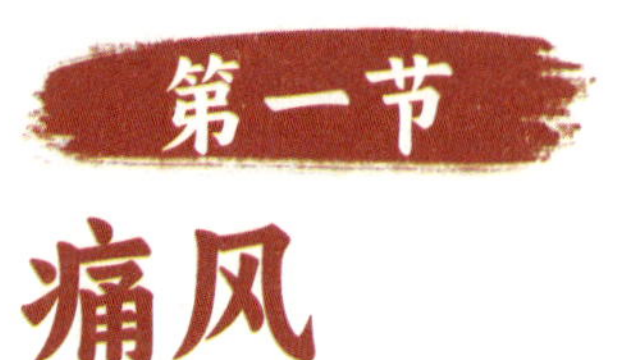

第一节 痛风

痛风是指体内嘌呤代谢障碍引起尿酸生成过多和/或尿酸排泄障碍，致使血中尿酸浓度增高，引起跖趾等一个或多个关节反复出现红肿热痛，后期可出现关节肿大畸形或脏腑损伤的病症。在中医理论中，痛风是一种本虚标实的疾病，或因先天禀赋不足，或因后天失养所致，加之过食肥甘厚味，日久产生痰浊、湿热、瘀血，痹阻于筋骨关节，导致痛风发生。

一 饮食原则

通过合理的饮食调养，可以有效改善体质，降低血中尿酸水平。

1 食物多样，限制嘌呤。减少高嘌呤食物的摄入，如动物内脏、海鲜、豆类及豆制品、蘑菇等（常见食物嘌呤含量速查表见附录二）。

2 蔬果充足，限制果糖。建议多食新鲜蔬菜，每天摄入量不少于500克，每天水果摄入量200～350克。

3 足量饮水，限制饮酒。每天建议饮水2000～3000毫升，但应避免过量饮用浓茶、浓咖啡等。

4 科学烹饪，少食生冷。少盐少油、减少调味品、清淡饮食有助于控制或降低血尿酸水平。此外，痛风患者应少吃生冷食品及腊制、腌制或熏制的肉类。

5 吃动平衡，保持健康体重。改善饮食结构，增加规律运动，结合适量低中强度有氧运动，如慢跑、游泳等，以提高新陈代谢。但是，痛风性关节炎急性期需减少运动，控制病情。

6 辨证辨体，因人施膳。依据中医证型（湿浊、湿热、痰瘀、脾肾亏虚）合理膳食，选择适宜食材，严格控制嘌呤、蛋白质及盐的摄入，避免诱因，促进健康。

7 因地因时，择膳相宜。根据不同地区的饮食习惯，顺应四季养生。

表6-1 不同中医证候的症状及食材推荐

证型	症状	推荐食材
湿浊证	肢体困乏沉重，形体肥胖，嗜食肥甘，口中黏腻不渴，大便黏	橘皮、生姜、赤小豆、郁李仁、茯苓、葛根、菊苣、百合、砂仁、木瓜、黄芪等
湿热证	关节红肿、灼热、疼痛剧烈，发作频繁，或伴有发热，烦躁不安，口苦、口臭，大便黏滞或臭秽，或大便干	薏苡仁、赤小豆、金银花、茯苓、桑叶、葛根、山药、马齿苋、菊苣、荷叶、栀子、决明子、白扁豆、百合、鲜白茅根、菊花、玉米须等
痰瘀证	关节肿痛，反复发作，关节局部有硬结或皮色暗红，或关节刺痛，屈伸不灵活，关节变形	橘皮、桔梗、昆布、生姜、佛手、木耳、山楂、桃仁、山药、薏苡仁、茯苓、白扁豆、赤小豆、荷叶、葛根、菊苣、莱菔子、紫苏子、莲子、罗汉果、鱼腥草、重瓣玫瑰等
脾肾亏虚证	关节疼痛反复发作，活动不灵活，僵硬或变形，腰膝酸软，乏力明显，肢体困倦沉重，腹胀，大便黏滞或稀溏	山药、芡实、莲子、茯苓、白扁豆、赤小豆、薏苡仁、葛根、菊苣、砂仁、大枣、龙眼肉、党参、黄芪等

注意事项：食用方法请咨询医生、营养师等专业人员。

表6-2 常见食物按嘌呤含量分类(单位:毫克/100克)

分类	嘌呤含量	食物
高嘌呤	150～1000毫克	动物肝肾、海苔、紫菜(干)、鲭鱼、贻贝、生蚝、海兔、鱿鱼等
较高嘌呤	75～150毫克	牛肉、猪肉、羊肉、兔肉、鸭肉、鹅肉、鲤鱼、比目鱼、草鱼等
较低嘌呤	30～75毫克	大米、燕麦、荞麦、豆角、菜花、香菇(鲜)、金针菇(鲜)、口蘑(鲜)等
低嘌呤	<30毫克	马铃薯、甘薯、胡萝卜、油菜、生菜、竹笋、水果类、奶及奶制品等

二 辨证施膳

1.湿浊证

橘皮茶

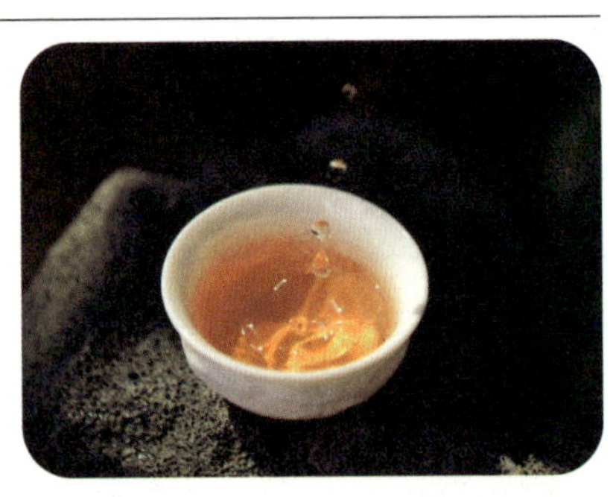

食材：橘皮3克，茯苓9克，菊苣6克，葛根6克。

做法：上述食材放入茶包中，加入适量水，浸泡30分钟，煎煮取汁饮用。

茯苓橘皮粥

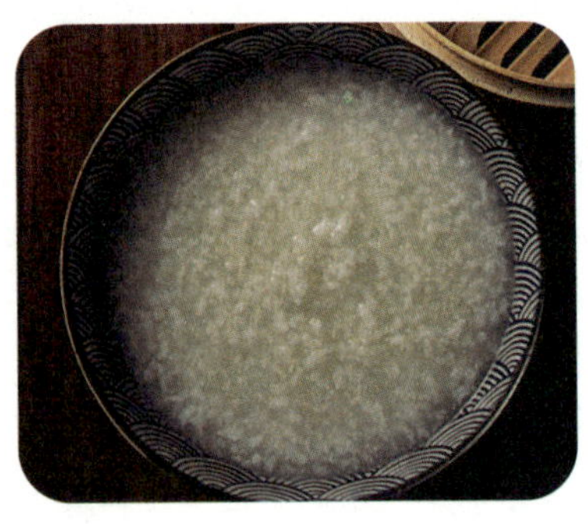

食材：茯苓9克，橘皮2克，大米50克。

做法：茯苓浸泡1小时，与洗净的橘皮一同煎煮取汁，将洗净的大米放入药汁中，煮粥。

2.湿热证

玉米须白茅根茶

食材：玉米须30克，鲜白茅根30克，金银花9克，栀子3克。

做法：上述食材放入茶包中，加入适量水，浸泡30分钟，煎煮取汁饮用。

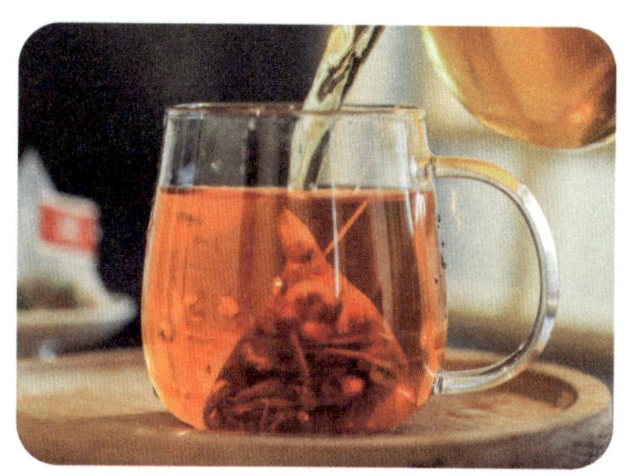

冬瓜薏苡仁豆腐汤

食材：豆腐50克，冬瓜100克，香菜10克，薏苡仁9克，盐适量。

做法：冬瓜洗净切块，豆腐切块，薏苡仁浸泡1小时，香菜切碎，备用；将薏苡仁煮20分钟，放入冬瓜、豆腐煮10分钟，加盐适量，撒上香菜即可。

注意：孕妇慎用。

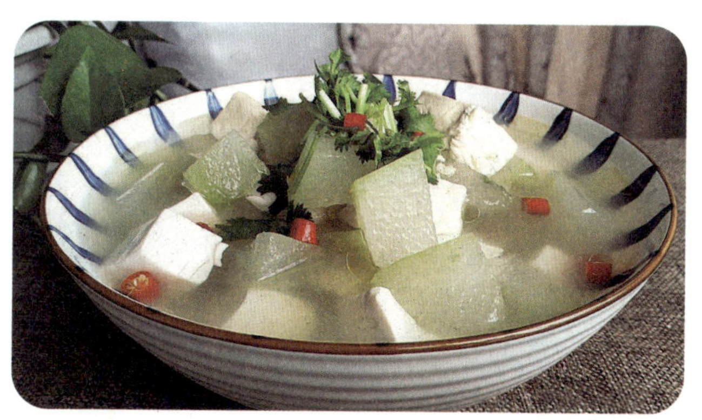

3.痰瘀证

橘皮莱菔子茶

食材：橘皮6克，莱菔子6克，山楂12克，菊苣10克。

做法：上述食材加入茶包中，加入适量水，浸泡30分钟，煎煮取汁饮用。

注意：孕妇慎用。

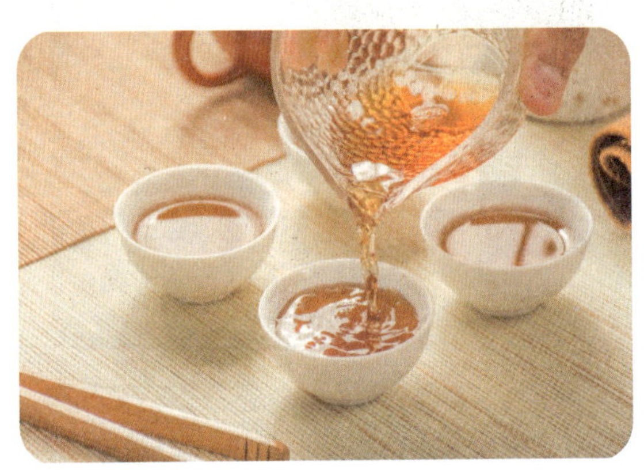

当归桔梗煮鸡蛋

食材：当归6克，桔梗10克，鸡蛋1个。

做法：当归、桔梗洗净，煮两次，合并两次汤液，放入鸡蛋再煮10分钟即可。

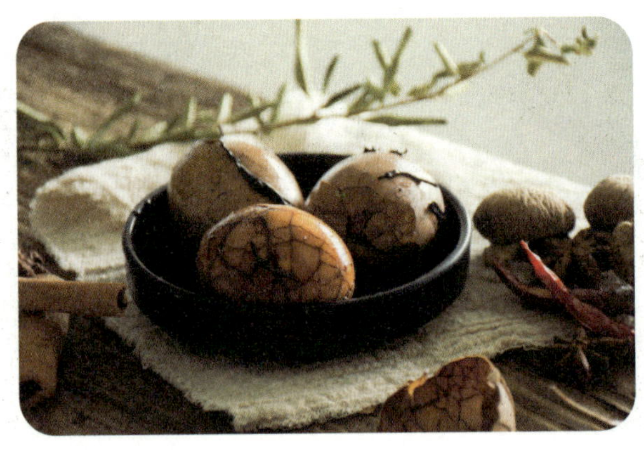

4.脾肾亏虚证

山药茯苓茶

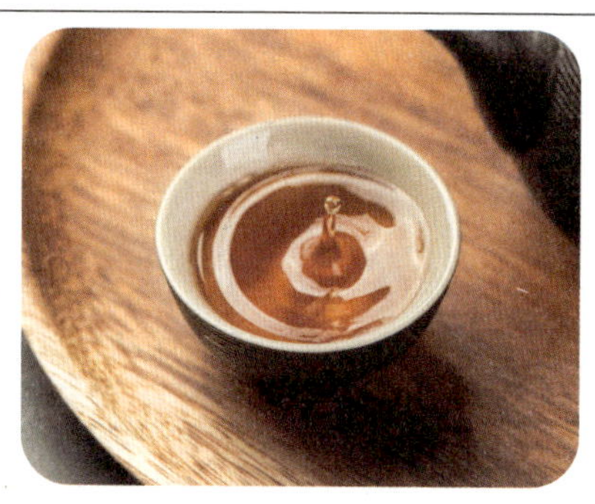

食材：山药9克，茯苓9克，薏苡仁9克，百合6克，大枣3克。

做法：上述食材加入茶包中，加入适量水，浸泡30分钟，煎煮取汁饮用。

山药木耳炒莴笋

食材：莴笋100克，山药30克，木耳20克，葱花、红椒、盐适量。

做法：莴笋去皮切片，水发木耳撕小块，山药去皮切片，木耳、山药分别焯水。爆香葱花，倒入莴笋、山药、木耳、红椒，炒熟加入盐调味即可。

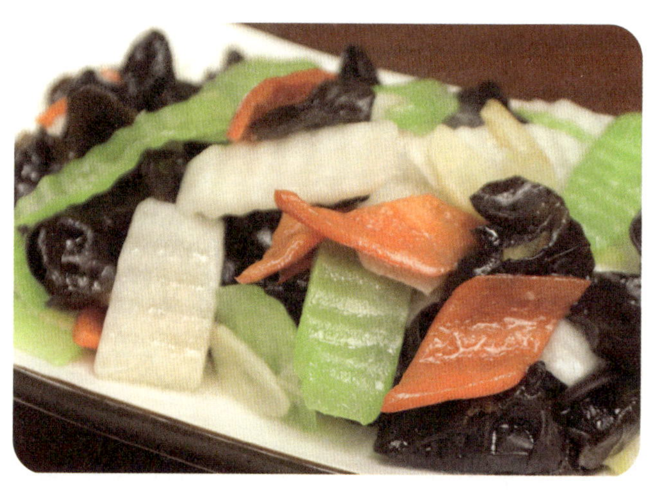

第二节

高血压

高血压是以体循环动脉压升高为主要表现的疾病。在未使用降压药物的情况下，非同日测量3次血压值，收缩压均≥140mmHg和/或舒张压均≥90mmHg即可诊断为高血压。高血压的主要症状为头晕、头胀、头痛，或头重脚轻，或如坐舟车，常伴耳鸣、心悸。

中医认为高血压的发生与五志过极、年老体迈、饮食不节等有关，其发病与五脏相关，但主要病位在心、肝、脾、肾，病性有实有虚，临床多以虚实夹杂为主，可分为肝火上炎证、痰湿内阻证、瘀血内阻证、阴虚阳亢证、肾精不足证、气血两虚证和冲任失调证。针对不同体质、证候的高血压患者，选择不同的食养方案，可以改善患者的血压水平。

一 高血压患者的饮食原则

1 减钠增钾，饮食清淡。每人每日食盐摄入量逐步降至5克以下；增加富钾食物摄入；清淡饮食，少吃高脂肪、高胆固醇的食物。

2 合理膳食，科学食养。遵循合理膳食原则，丰富食物品种，合理安排一日三餐。

3 吃动平衡，保持健康体重。将体重维持在健康范围内，控制能量摄入和增加身体活动，提倡进行规律的中等强度有氧身体运动。

4 戒烟限酒，心理平衡。戒烟，避免被动吸烟；不饮或限制饮酒；减轻精神压力，保持心理平衡。

5 监测血压，自我管理。定期监测血压，坚持长期治疗，自我管理。

饮食贵在“不伤其脏腑”，采取有效合理的中医食养对高血压病有辅助预防和改善作用。

表6-3 不同中医证候的症状及食材推荐

证型	症状	推荐食材
肝火上炎证	头晕，头痛，面红目赤，烦躁易怒，同时伴有耳鸣、胸胁疼痛、口苦、便秘和尿黄等	菊花、决明子、槐花、金银花、桑叶、薄荷等
痰湿内阻证	头痛如裹，同时伴有胸脘痞闷、食欲不振、恶心、呕吐痰涎、身重困倦、食量减少和嗜睡等	山楂、薏苡仁、橘皮、藿香、茯苓、佛手、莱菔子、枳椇子、木瓜、橘红、紫苏子、草果等
瘀血内阻证	以头痛如刺、痛有定处为主症，兼见胸闷心悸、手足麻木等	山楂、桃仁、余甘子、鲜白茅根、当归、姜黄等
阴虚阳亢证	以眩晕、耳鸣、腰膝酸软、五心烦热为主症，兼见头重脚轻、口燥咽干、两目干涩等	菊花、决明子、葛根、牡蛎、枸杞子、鲜芦根等
肾精不足证	以心烦不寐、耳鸣、腰酸为主症，兼见心悸健忘、失眠梦遗、口干口渴等	覆盆子、桑椹、莲子、肉桂、枸杞子、牡蛎、百合、黄精、黑芝麻等
气血两虚证	以眩晕时作、短气乏力、口干心烦为主症，兼见面白、自汗或盗汗、心悸、失眠、纳呆、腹胀、便溏等	阿胶、龙眼肉、大枣、蜂蜜、山药、当归、灵芝等
冲任失调证	以女性月经来潮或更年期前后出现头痛、头晕为主症，兼见心烦、失眠、胁痛、全身不适等	枸杞子、覆盆子、桑椹、大枣、当归、阿胶、山药、肉桂等

二 辨证施膳

1.肝火上炎证

苦丁菊花茶

食材：苦丁15克，菊花10克，冰糖少许。

做法：苦丁、菊花用开水冲泡，加冰糖少许，代茶饮。

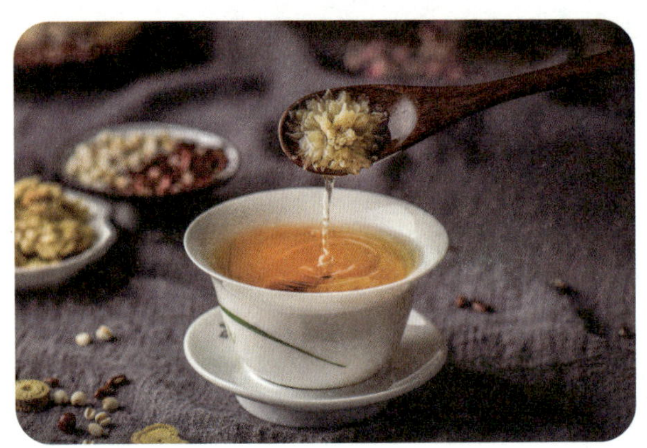

芹菜粳米瘦肉粥

食材：芹菜50克，粳米50克，枸杞子10克，猪瘦肉末20克。

做法：芹菜洗净切碎，与粳米、枸杞子、猪瘦肉末同煮为粥。

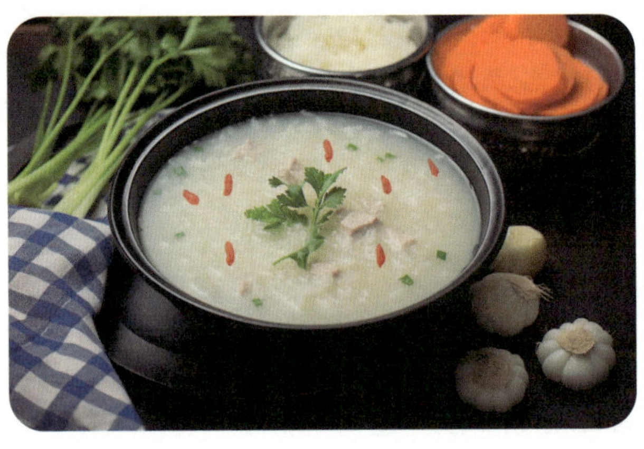

2.痰湿内阻证

茯苓薏米茶

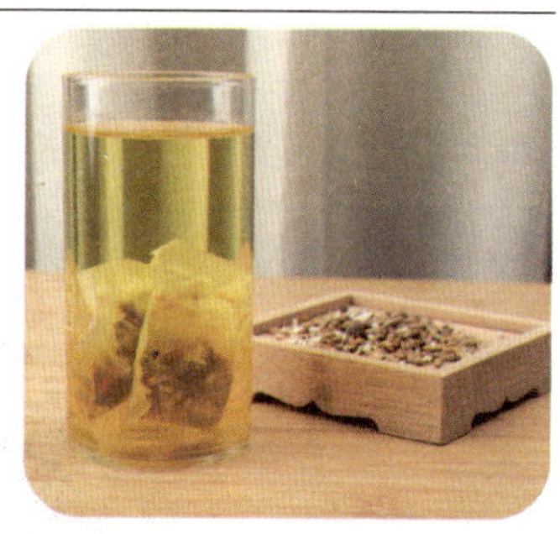

食材：茯苓10克，薏米30克，陈皮15克，甘草3克。

做法：将茯苓、薏米、陈皮、甘草放入茶包，沸水冲泡，代茶饮。

橘皮饭

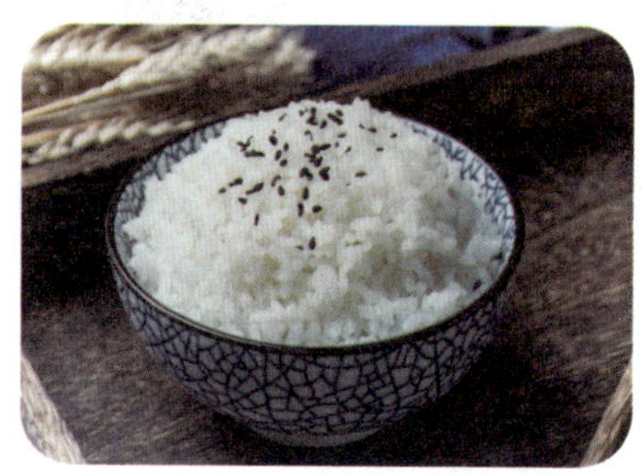

食材：橘皮10克，粳米100克，黑芝麻5克。

做法：橘皮煎煮取汁，同粳米加入锅中煮饭，饭熟后，点缀黑芝麻即可。

3.瘀血内阻证

丹参红花茶

食材：丹参10克，红花5克，当归10克，川芎5克。

做法：将丹参、红花、当归、川芎同煮，去渣取汁，代茶饮。

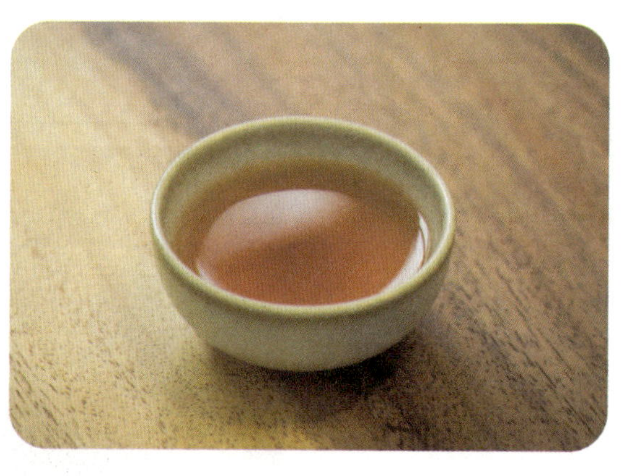

桃仁粥

食材： 桃仁20克，粳米100克。

做法： 桃仁冲洗干净，煮水取汁与粳米一起熬制成粥。

注意： 孕妇忌用。

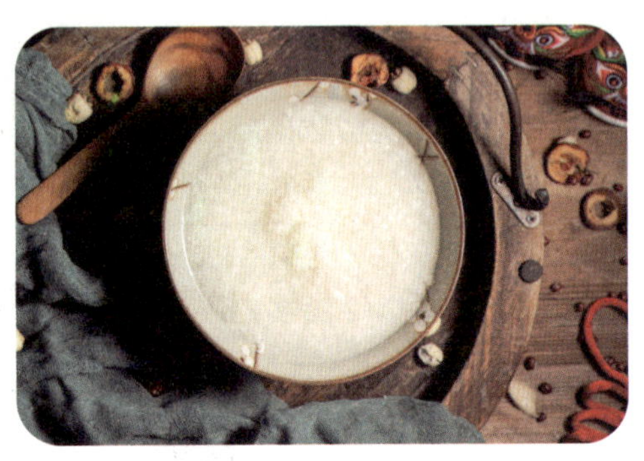

4.阴虚阳亢证

枸杞菊花饮

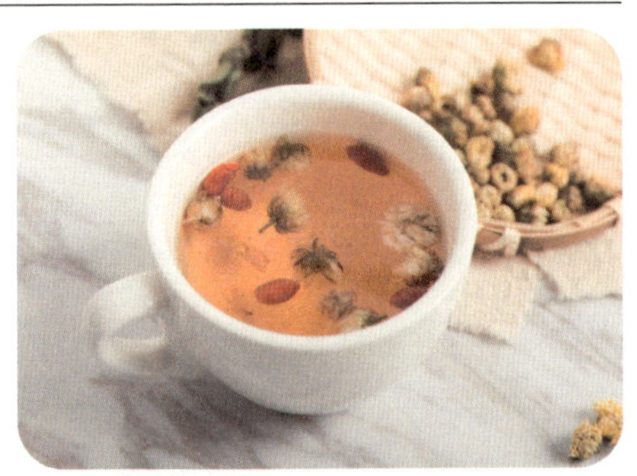

食材： 枸杞子10克，菊花10克，冰糖适量。

做法： 枸杞子、菊花同煮，去渣取汁，调入冰糖，代茶饮。

百合银耳雪梨羹

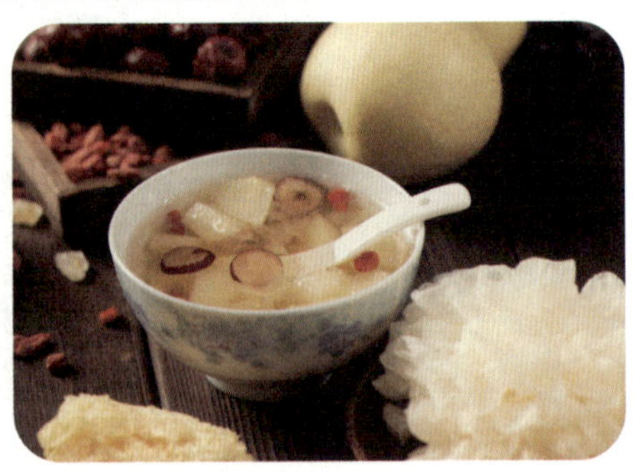

食材： 百合10克，银耳10克，雪梨25克，枸杞子5克，冰糖适量。

做法： 百合、银耳、雪梨、枸杞子加冰糖适量，小火熬制为羹。

5. 肾精不足证

枸杞地黄茶

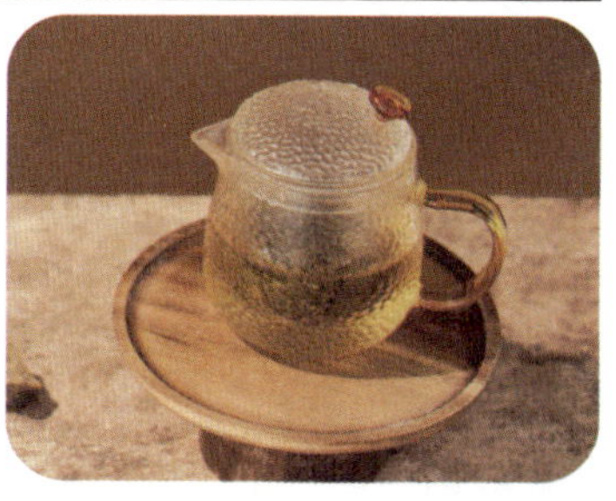

食材：枸杞子10克，熟地黄10克，山药10克，山茱萸10克。

做法：将枸杞子、熟地黄、山药、山茱萸同煮，去渣取汁，代茶饮。

乌鸡菌汤

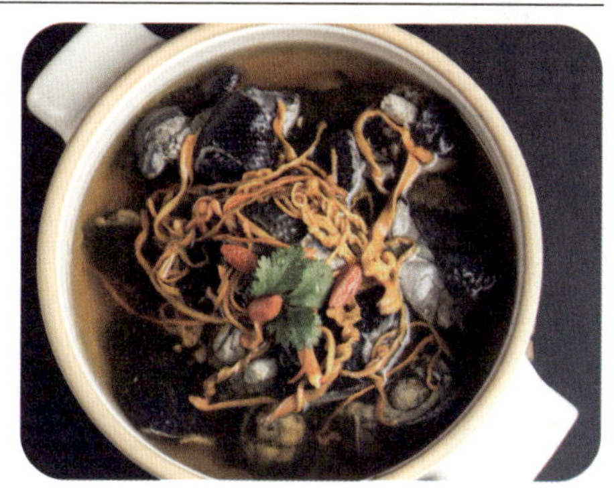

食材：乌鸡1只，木耳、虫草花各30克，枸杞子15克，盐适量。

做法：乌鸡、木耳、虫草花、枸杞子加适量清水一起放入砂锅，小火同煮1小时，熬至汤浓，加盐调味即可。

6. 气血两虚证

龙眼红枣茶

食材：龙眼肉10克，红枣5枚。

做法：将龙眼肉、红枣同煮，去渣取汁，代茶饮。

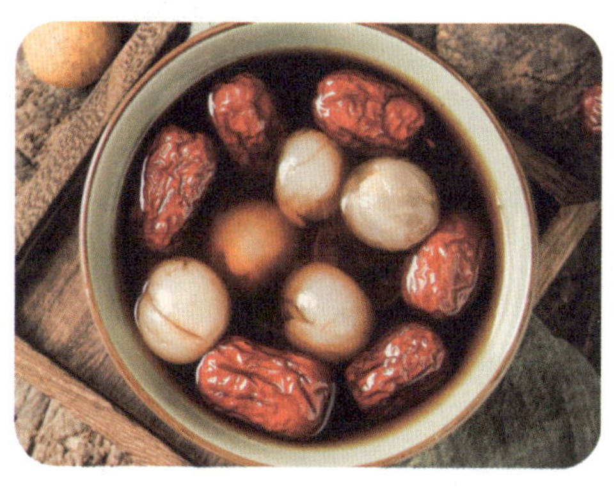

莲子百合枣羹

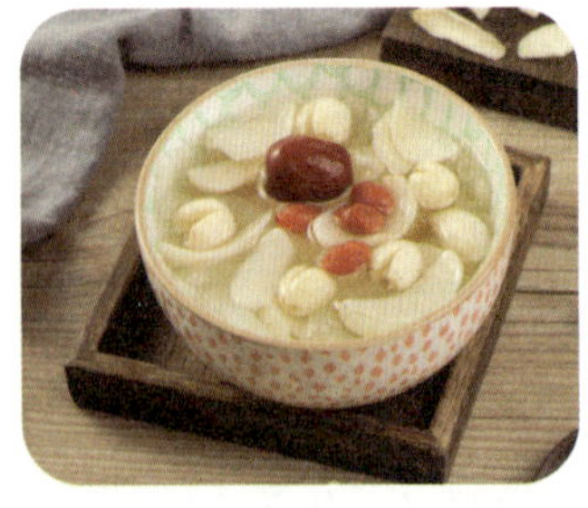

食材：莲子15克，百合12克，大枣5枚，糯米50克，枸杞子5克，冰糖少量。

做法：莲子、百合、大枣、糯米、枸杞子加水同煮，成粥后加入少量冰糖即可。

7.冲任失调证

四物红枣茶

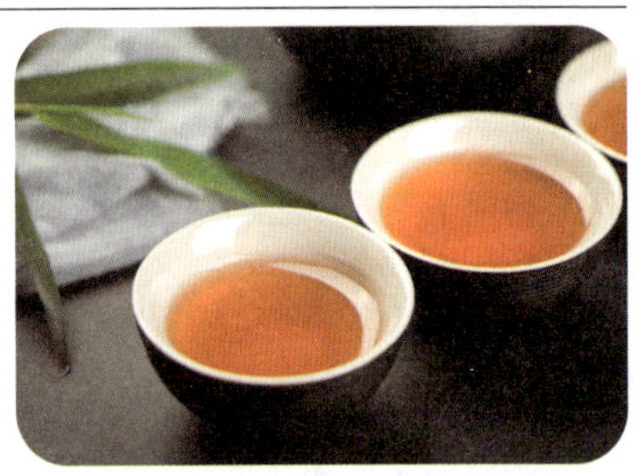

食材：当归10克，川芎5克，白芍10克，熟地黄10克，红枣5枚。

做法：将当归、川芎、白芍、熟地黄和红枣同煮，去渣取汁，代茶饮。

当归羊肉萝卜汤

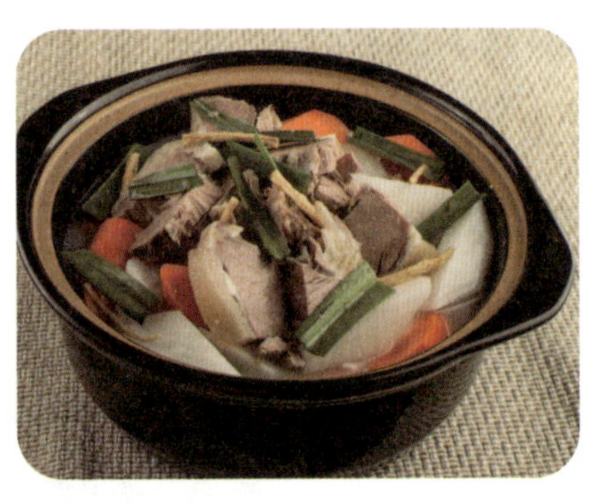

食材：当归10克，羊肉50克，白萝卜100克，胡萝卜50克，韭菜50克，生姜3片，盐适量。

做法：将羊肉、白萝卜、当归、胡萝卜、韭菜洗净，分别切块或切段，处理好的当归、羊肉、白萝卜、胡萝卜及生姜加入砂锅，加适量清水，小火熬制成汤，加盐调味，点缀韭菜。

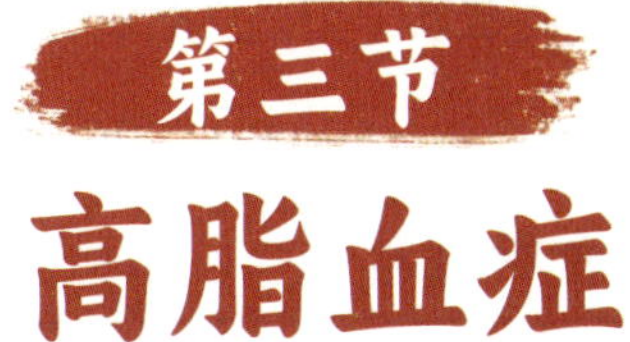

第三节 高脂血症

高脂血症通常是指血浆中一种或多种脂质异于正常的病理状态，其中脂质主要指血浆内的胆固醇和甘油三酯。高脂血症是高血压、糖尿病、冠心病、脑卒中的重要危险因素，长期患高脂血症可导致动脉粥样硬化，增加心血管疾病的发病率和死亡率。

中医认为，高脂血症病因在于饮食不节、嗜食油腻甘甜及厚味食品、情志失调、过逸少劳等，造成肝、脾、肾三脏功能失调，体液代谢失常，形成瘀血、湿浊、痰凝等。高脂血症可以分为痰浊内阻证、痰瘀互结证、气滞血瘀证、气虚血瘀证、肝肾阴虚证和脾虚湿盛证，针对不同证候，合理搭配饮食，可以有效缓解高脂血症。

一 高脂血症的饮食原则

1 吃动平衡，保持健康体重。

2 调控脂肪，少油烹饪。

3 食物多样，保证蛋白质和膳食纤维摄入充足。

4 少盐控糖，戒烟限酒。

5 因人制宜，辨证施膳。

6 因时制宜，分季调理。

7 因地制宜，合理搭配。

8 科学食养，合理选用食药物质。

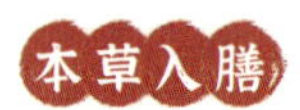

高脂血症不同的证候分型症状也不尽相同，根据不同证候分型，搭配食材，是中医食养的关键。

表6-4　不同中医证候的症状及食材推荐

证型	症状	推荐食材
痰浊内阻证	身体肥胖，肢体沉重感，头昏多眠，容易困倦，胸闷气短，大便黏或不成形	佛手、杏仁（甜、苦）、昆布、香薷、橘红、桔梗、荷叶、葛根、橘皮、薏苡仁、莱菔子、紫苏子、山药、莲子、茯苓、决明子、山楂、白扁豆、菊花、赤小豆等
痰瘀互结证	身体肥胖，肢体沉重感，头昏多眠，容易困倦，胸刺痛或闷痛，口唇暗紫，大便黏腻	莱菔子、桔梗、白果、薏苡仁、山药、橘皮、昆布、茯苓、荷叶、决明子、山楂、桃仁、杏仁、葛根、白扁豆、沙棘等
气滞血瘀证	胸部或胁部胀满，或针刺样疼痛，情绪低落或急躁易怒，喜欢长叹气，口唇紫暗	佛手、杏仁（甜、苦）、当归、西红花、姜黄、荜茇、桃仁、山楂、陈皮、刀豆、葛根、决明子等
气虚血瘀证	气短乏力，精神疲倦，少言懒言，胸部或胁部针刺样疼痛，活动后诱发或加重，出汗多	山药、白扁豆、茯苓、莲子、薏苡仁、大枣、昆布、山楂、荷叶、桃仁、决明子、葛根、沙棘等
肝肾阴虚证	头晕耳鸣，腰酸腿软，手心、脚心发热，心烦失眠，健忘多梦	桑椹、枸杞子、菊花、黄精、百合、夏枯草、山药、荷叶、桑叶、黑芝麻、决明子、山楂、葛根、乌梅等
脾虚湿盛证	身体困倦，大便不成形或腹泻，饮食无味，食后腹胀	生姜、山药、白扁豆、茯苓、莲子、薏苡仁、山楂、橘皮、赤小豆、昆布、莱菔子、荷叶、桑叶、决明子、葛根、麦芽等

二 辨证施膳

1.痰浊内阻证

山楂菊花决明子茶

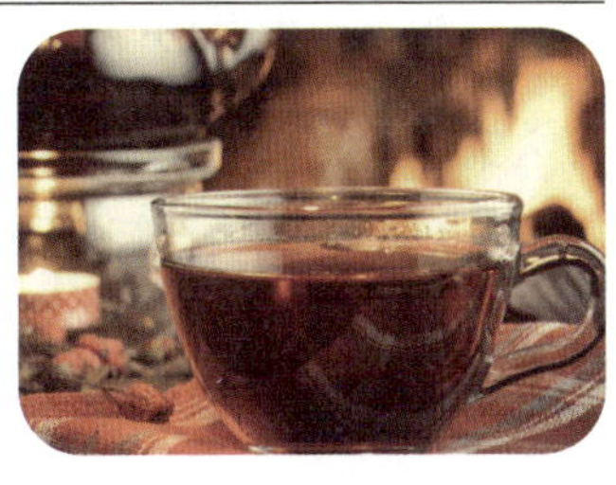

食材：山楂9克，菊花6克，炒决明子9克。

做法：上述食材加入茶包中，加入适量水，煎煮取汁饮用。

冬瓜薏苡仁煲瘦肉

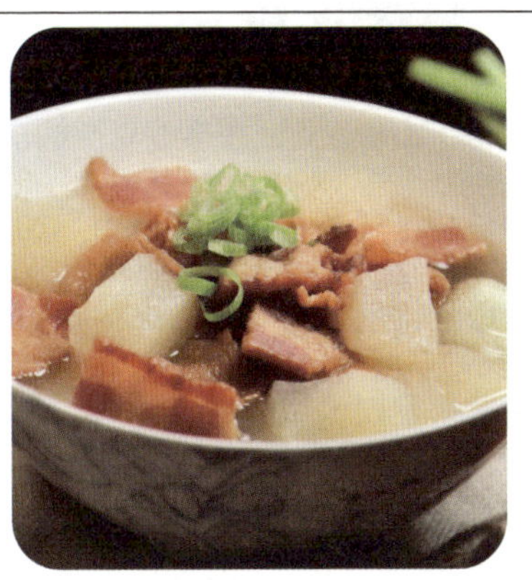

食材：冬瓜100克，薏苡仁10克，猪瘦肉50克，清水、盐适量。

做法：薏苡仁洗净，浸泡30分钟；冬瓜切大块；猪瘦肉切块、焯水、洗净；将所有原料及适量清水放入汤煲中，大火烧开，转小火煲1小时，略微加盐调味即可。

2.痰瘀互结证

山楂薏苡仁饮

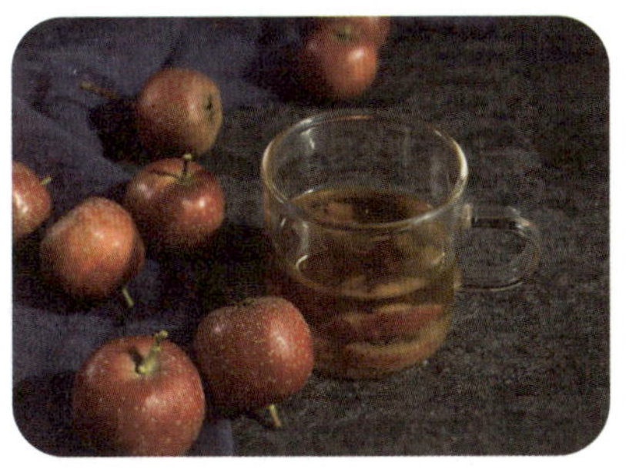

食材：山楂3克，薏苡仁15克，炒莱菔子3克。

做法：上述食材加入适量水，煎煮取汁饮用。

注意：孕妇慎用。

橘皮佛手粥

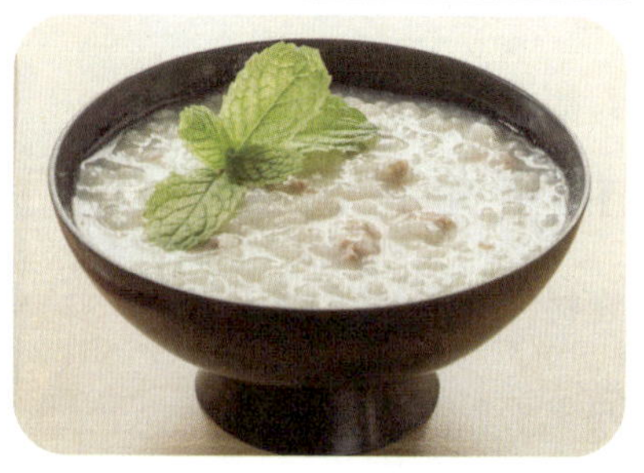

食材：橘皮6克，佛手6克，粳米30克。

做法：橘皮、佛手切碎，与洗净的粳米一起加入锅中，加水适量，共煮粥。

3.气滞血瘀证

山楂橘皮饮

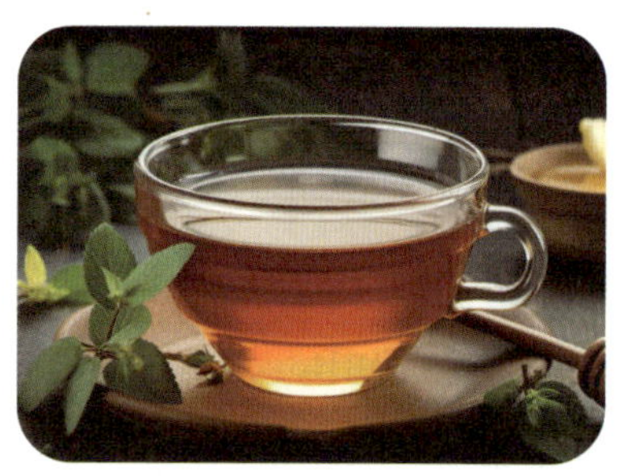

食材：山楂6克，生姜3克，橘皮3克。

做法：上述药材加入茶包中，加入适量水，煎煮取汁饮用。

注意：孕妇慎用。

佛手桃仁煲瘦肉

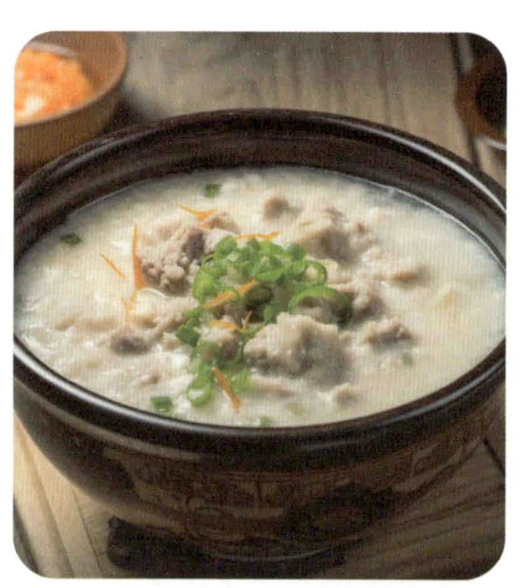

食材：佛手10克，桃仁（去皮尖）3克，猪瘦肉40克，清水、葱花、盐各适量。

做法：猪瘦肉清洗干净；桃仁（去皮尖）、佛手一起捣烂。把全部用料放入锅内，加清水适量，大火煮沸后，改小火煮1小时。加盐调味，点缀葱花即可。

4.气虚血瘀证

山楂甘草茶

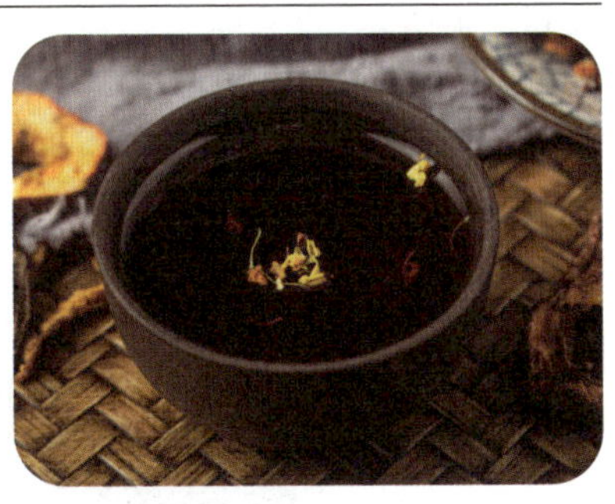

食材：甘草、山楂各9克，桂花少许。

做法：将甘草、山楂加入茶包中，加入适量水，煎煮，倒入杯中，点缀桂花，分多次代茶饮用。

注意：孕妇慎用。

桃仁鸡

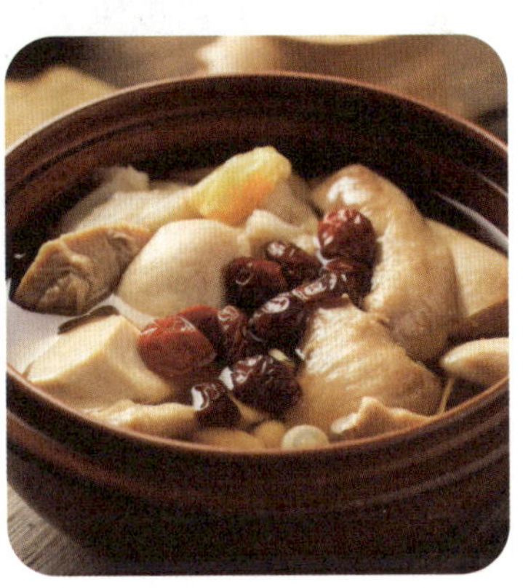

食材：桃仁（去皮尖）3克，山药15克，红枣3克，鸡肉50克，生姜1片，清水、盐各适量。

做法：鸡肉焯水，用清水冲洗干净，将桃仁（去皮尖）、山药、红枣、生姜，同鸡肉一起放入汤煲，加清水适量，大火烧开，改小火煲60分钟，略微加盐调味即可。

注意：孕妇慎用。

5.肝肾阴虚证

杞菊饮

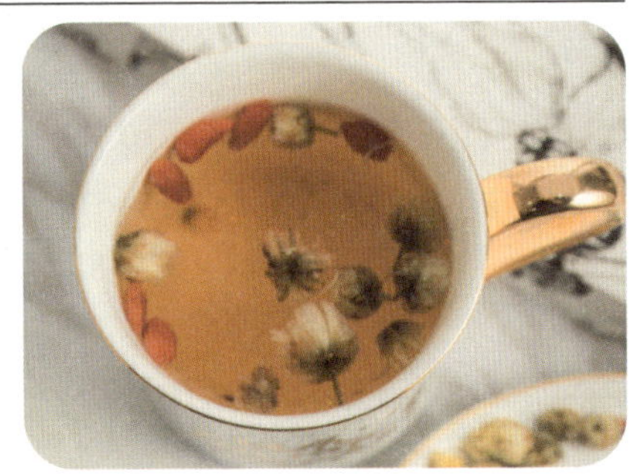

食材：枸杞子6克，菊花6克，绿茶3克。

做法：上述食材加入适量水，煎煮取汁饮用。

黑芝麻粥

食材：黑芝麻5克，粳米30克，枸杞子3克，清水500毫升。

做法：黑芝麻洗净备用；粳米洗净，温水泡30分钟备用；将黑芝麻、枸杞子放入砂锅中，加清水500毫升，大火煮沸后改小火煮10分钟，加粳米继续煮30分钟即可。

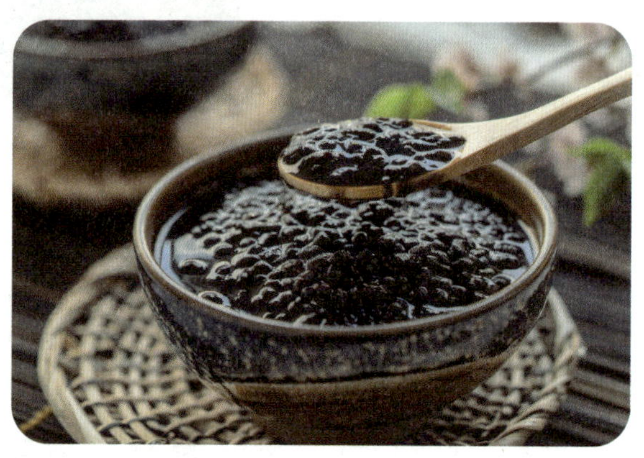

6.脾虚湿盛证

三花橘皮茶

食材：重瓣玫瑰、茉莉花、代代花、荷叶各10克，橘皮3克。

做法：上述食材洗净，开水冲泡，代茶饮用。

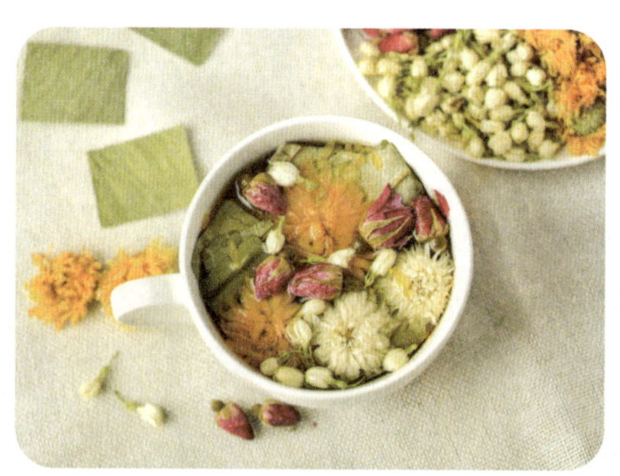

山药茯苓煲乳鸽

食材：山药10克，茯苓5克，乳鸽20克，猪瘦肉20克，盐适量。

做法：山药、茯苓洗净浸泡60分钟；乳鸽处理干净，猪瘦肉切块，将乳鸽和猪瘦肉焯水，去除血沫。将所有原料放入汤煲中，加水适量，大火烧开，转小火煲60分钟。略微加盐调味即可。

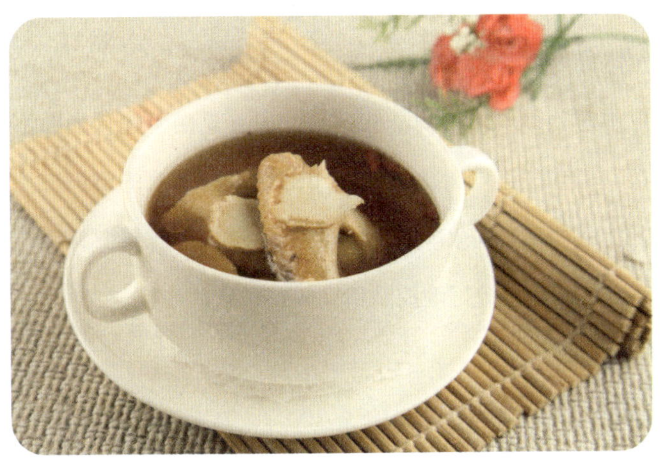

第四节

糖尿病

糖尿病是一组由多病因引起的以慢性高血糖为特征的代谢性疾病，是由胰岛素分泌和 / 或作用缺陷所引起。糖尿病的典型症状是三多一少，也就是多饮、多食、多尿和体重减少。

糖尿病在中医领域属“消渴”的范畴，主要是由于先天禀赋不足及饮食不节、情志失调、劳逸失度等外因共同作用的结果。本病的辨证分型通常可以分为阴虚内热证、气阴两虚证和阴阳两虚证，通过调理脾胃、补肾滋阴、清热生津等中医治疗方法，可以较好地控制和缓解糖尿病的症状。

一 糖尿病的日常食养原则

1 食物多样，养成和建立合理膳食习惯。

2 能量适宜，维持健康体重和预防消瘦。

3 主食定量，优选全谷物和低血糖生成指数食物。

4 积极运动，改善体质和胰岛素敏感性。

5 清淡饮食，限制饮酒，预防和延缓并发症。

6 食养有道，合理选用食药物质。

7 规律进餐，合理加餐，促进餐后血糖稳定。

8 自我管理，定期营养咨询，提高血糖控制能力。

表6-5 不同中医证候的症状及食材推荐

中医证型	症状	推荐食材
阴虚内热证	烦渴多饮，五心烦热，咽干舌燥，多食善饥，溲赤便秘等	桑叶、决明子、莲子、百合、玉竹、金银花、菊花等
气阴两虚证	倦怠乏力，心慌气短，盗汗，自汗，口干舌燥，多饮多尿，大便秘结，腰膝酸软等	桑椹、枸杞子、葛根、山药、茯苓、鸡内金、麦芽、薏苡仁等
阴阳两虚证	乏力自汗，形寒肢冷，腰膝酸软，耳轮焦干，多饮多尿，或浮肿少尿，或五更泻，阳痿早泄等	山药、茯苓、肉桂、菟丝子、熟地黄、枸杞子、干姜、黑胡椒、花椒等

二 辨证施膳

1.阴虚内热证

瓜皮饮

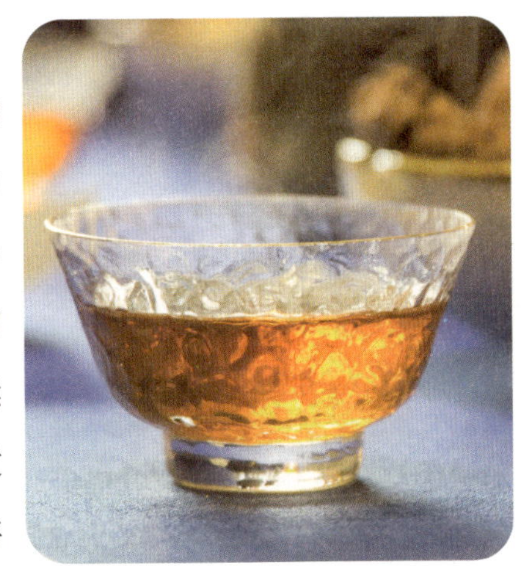

食材： 西瓜皮、冬瓜皮、天花粉各适量。

做法： 将西瓜皮和冬瓜皮清洗干净，去除外层的硬皮和内层的残留瓜瓤，只保留白色部分。将处理好的瓜皮切成薄片或小块，和天花粉一同放入锅中，加入适量的清水。开大火将水煮沸，然后转小火继续煎煮20～30分钟。煎煮完成后，用纱布过滤掉瓜皮和天花粉的残渣，保留煎液。将过滤后的瓜皮饮倒入杯中，待稍凉后即可饮用。也可以根据个人口味加入适量的冰糖或蜂蜜调味。

山楂荷叶茶

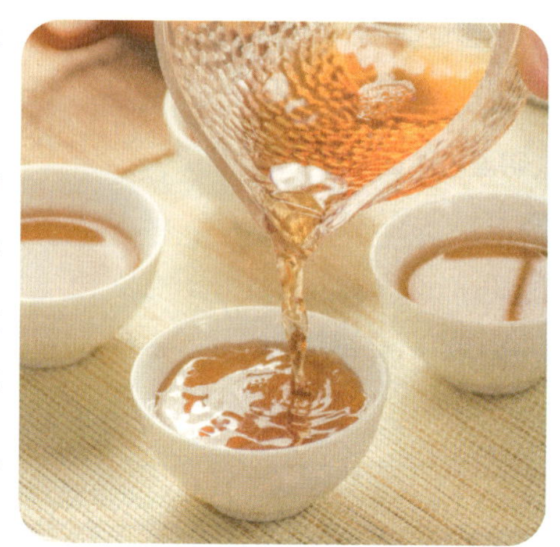

食材：山楂10克，荷叶10克，决明子10克。

做法：选择干燥、干净的山楂、荷叶和决明子。将所有材料用清水稍微冲洗，去除灰尘或杂质。在锅中加适量清水，水量按照食材的分量来定。将清洗干净的山楂、荷叶和决明子放入锅中，用大火煮沸。水开后转小火，继续熬煮约20分钟，让材料的有效成分充分释放。使用漏网或纱布过滤掉药渣，只留下茶水。将过滤后的茶水倒入杯中，待稍凉后即可饮用。

2.气阴两虚证

归参炖母鸡

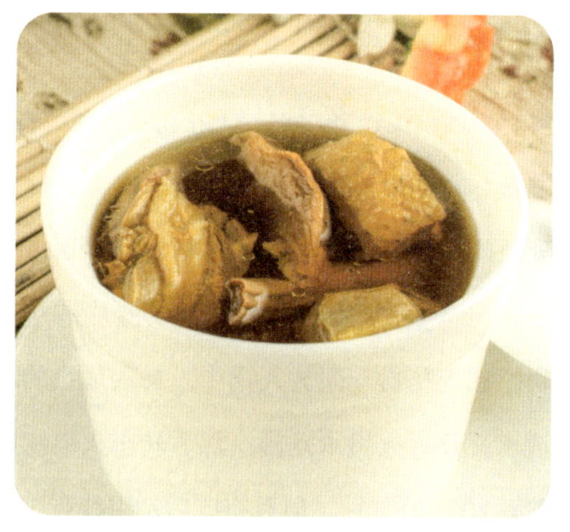

食材：当归12克，西洋参20克，母鸡1只，生姜、葱、料酒、食盐、清水各适量。

做法：母鸡去掉内脏，洗净，切块。再将洗净的当归和西洋参煎煮留汁，置砂锅中，在药汁中加入鸡块、葱、生姜、料酒等，再加适量清水，大火煮沸后，改小火煨炖，至鸡肉烂熟骨肉分离，加食盐调味即成。

3.阴阳两虚证

鸽肉山药玉竹汤

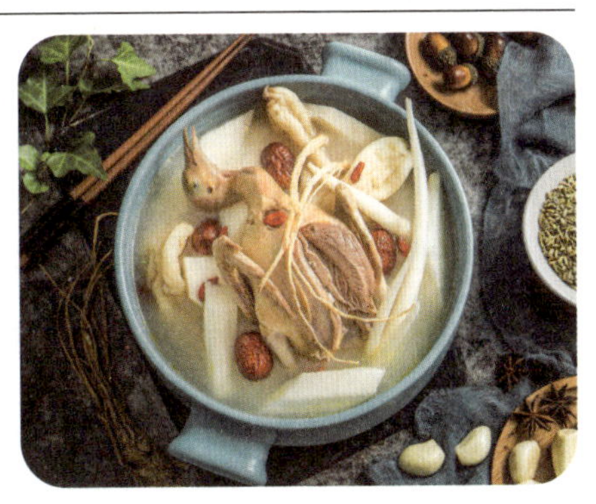

食材：鸽子50克，山药30克，玉竹12克，生姜3克，盐、枸杞子、红枣、人参、清水各适量。

做法：鸽子焯水，洗净入锅，加山药、玉竹、人参、枸杞子、红枣、生姜和清水，煮至鸽肉烂熟加盐调味即成。

竹荪山药煲冬菇鸡

食材：竹荪10克，山药30克，冬菇15克，鸡肉50克，生姜3克，枸杞子、盐、清水各适量。

做法：竹荪切除菌盖后泡发，冲洗后焯水。山药切块，与泡发的冬菇、鸡肉和生姜放入汤煲中，加适量清水，大火煮15分钟，改小火煮30分钟，加入竹荪、枸杞子再煮20～30分钟，加盐调味即成。

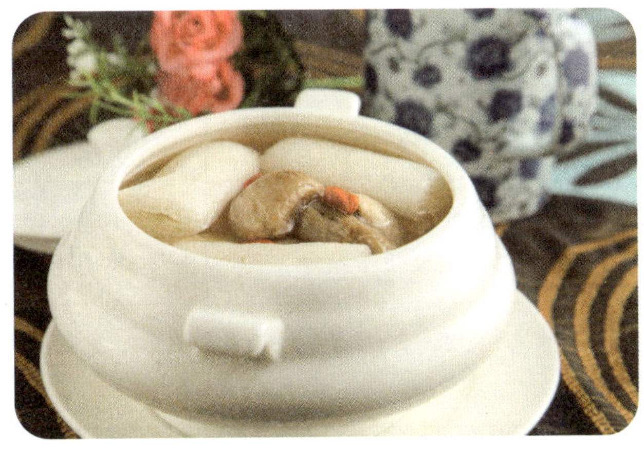

第五节

失眠

失眠是以经常不能获得正常睡眠为特征的一类病症，常表现为难以入睡、维持睡眠困难、过早或者间歇性醒等，多与饮食不节、情志失常、劳逸失调及病后体虚等因素有关。中医认为，失眠与心、肝、脾、肾等脏腑功能失调有关。根据不同症状可以分为肝郁化火证、心脾两虚证和心肾不交证。通过合理的食疗方法，可以有效缓解失眠。

一 饮食原则

1 清淡饮食：避免油腻、辛辣食物。

2 定时定量：规律饮食，避免过饥过饱。

3 助眠食物：宜食用可安神的食物，如牛奶、核桃、香蕉。

表6-6　不同中医证候的症状及食材推荐

中医证型	症状	推荐食材
肝郁化火证	失眠、入睡困难、多梦、情绪烦躁、口苦咽干、胸闷、大便干结等	香附、佛手、菊花、玫瑰花、山楂、决明子等。
心脾两虚证	心悸、健忘、失眠、食少、乏力、面色苍白等	红枣、龙眼肉、山药、白术等。
心肾不交证	腰膝酸软、手足心热、失眠、早醒、夜尿频多、口干舌燥等	黑豆、黑芝麻、莲子、桑椹、枸杞子等。

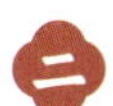

二 辨证施膳

1.肝郁化火证

百合佛手粥

食材：佛手10g，百合10g，大枣2枚，粳米50g。

做法：佛手洗净，切成片，放入锅中，加入适量清水，大火煮开10分钟，去渣取汁，再放入粳米、大枣、百合，加入适量清水，大火煮开5分钟，转中小火煮30分钟，熬煮成粥。

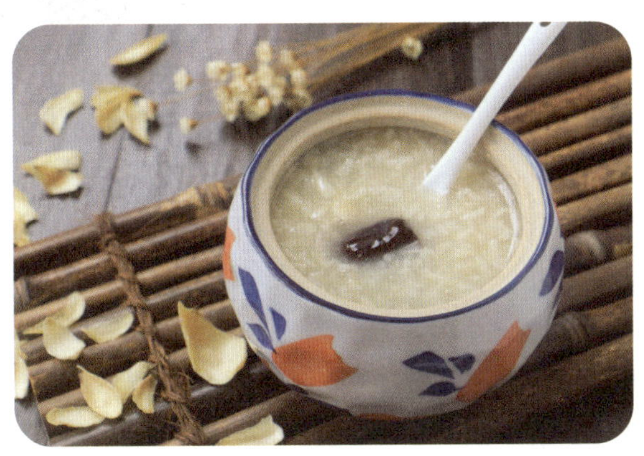

2.心脾两虚证

山药炖鸡

食材：山药200克，鸡肉500克，姜片、盐、料酒各适量。

做法：山药去皮切块，鸡肉洗净切块。将鸡肉焯水去腥，捞出备用。锅中加水，放入鸡肉、山药、姜片和料酒，大火烧开后转小火慢炖1～2小时，至鸡肉熟烂，加盐调味，即可食用。

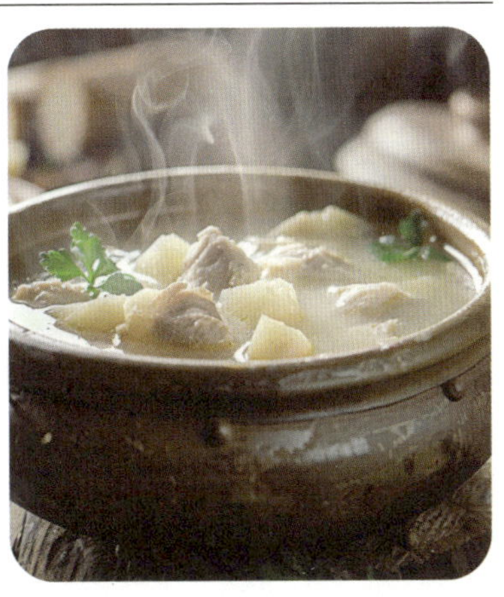

3. 心肾不交证

黑豆芝麻糊

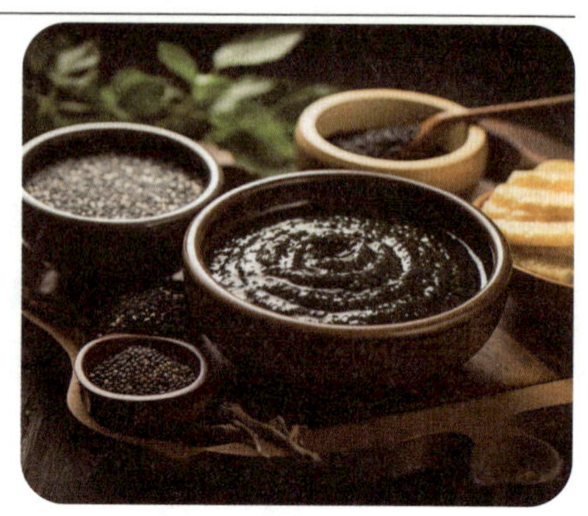

食材：炒熟的黑豆粉 1 汤匙，黑芝麻粉 1 汤匙，冰糖适量。

做法：将黑豆粉和黑芝麻粉混合均匀，加入沸水，搅拌均匀，加入冰糖至溶解。静置几分钟后，即可食用。

小贴士：失眠多梦缓解小妙招

1 穴位按摩：睡前按摩劳宫穴、神门穴和涌泉穴，具有宁心安神的效果。

2 耳穴贴压法：通过按压耳穴，改善睡眠质量，主要取穴包括神门、心、肾、内分泌、皮质下等。

3 药浴疗法：使用具有安神通络作用的中草药进行浴疗，如合欢花、夜交藤、艾叶等。

4 针灸治疗：针灸可以通过刺激特定穴位来调节气血流动和脏腑功能，从而改善失眠，常用的穴位包括三阴交、神门穴和安眠穴。

5 日常生活调整：保持良好的作息习惯，避免过度劳累和熬夜，调节情绪，合理饮食，适当运动。

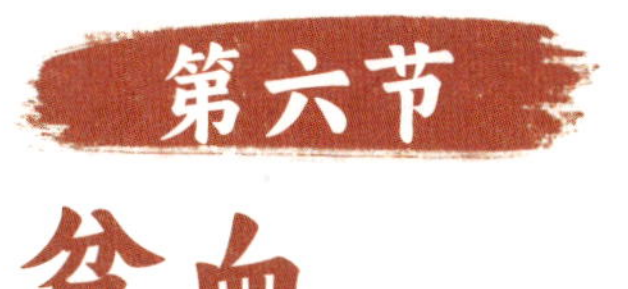

第六节 贫血

贫血指的是单位容积循环血液中红细胞数量、血红蛋白浓度及血细胞比容低于正常值的一种病理现象。常见的贫血类型包括缺铁性贫血、巨幼细胞贫血、溶血性贫血和再生障碍性贫血等。

在中医学中，贫血被归类为“血虚”“虚劳”等，主要辨证分型包括气血两虚证、脾胃虚弱证、肾精亏虚证、肝血不足证。在积极治疗的基础上，辅助食疗方法可以较好地改善贫血症状。

一 贫血的饮食原则

1 补血养血：选择富含铁、叶酸、维生素 B_{12} 和蛋白质的食物，如红肉、动物肝脏、绿叶蔬菜、豆类和坚果。

2 健脾养胃：脾胃为后天之本，是气血生化之源，应选择可健脾胃、易于消化吸收的食物，如山药、红枣、薏苡仁等。

3 温和调理：避免食用过于寒凉或辛辣的食物，以免损伤脾胃，影响消化吸收。

4 均衡饮食：保证营养全面，摄入足够的蛋白质、脂肪、碳水化合物、维生素和矿物质等。

5 适量运动：适当的运动可以促进血液循环，改善贫血症状，但应避免过度疲劳。

表6-7　不同中医证候的症状及食材推荐

中医证型	症状	推荐食材
气血两虚证	面色苍白、乏力、心悸、气短、头晕、失眠、食欲不振等	党参、黄芪、红枣、鸡肉、红糖等
脾胃虚弱证	面色萎黄、乏力、食欲不振、腹胀、大便溏薄等	山药、茯苓、白术、红枣、粳米等
肾精亏虚证	面色㿠白、腰膝酸软、头晕耳鸣、健忘、夜尿频多等	熟地黄、山药、枸杞子、核桃、黑芝麻、猪腰等
肝血不足证	面色无华、目干涩、头晕、手足麻木、指甲不华等	当归、白芍、枸杞子、红枣、阿胶等

二　辨证施膳

1.气血两虚证

党参红枣茶

食材：党参10克，红枣5枚，枸杞子2克。

做法：将党参、红枣和枸杞子放入杯中，加入沸水冲泡，代茶饮用。

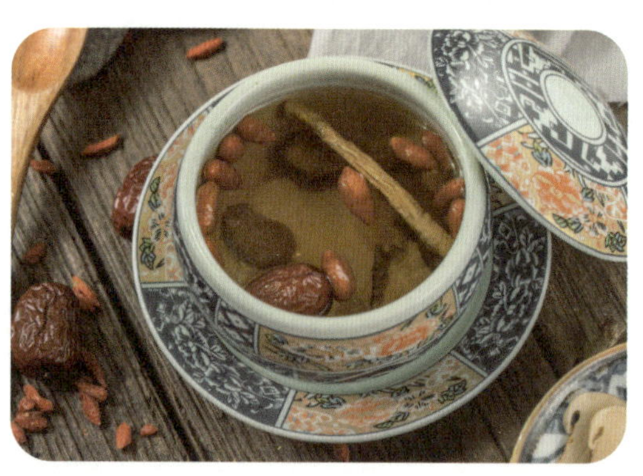

黄芪红枣鸡汤

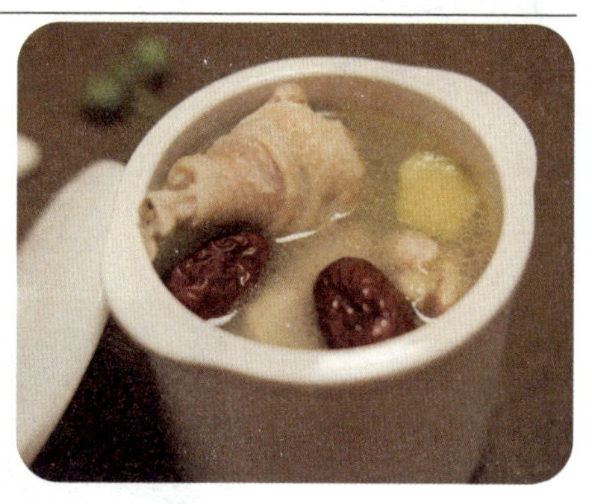

食材： 黄芪15克，红枣10枚，鸡肉200克，清水、姜片、盐各适量。

做法： 将黄芪、红枣洗净，鸡肉切块，与姜片一起放入锅中，加适量清水，大火煮沸后改小火煲1小时，加盐调味即可。

2.脾胃虚弱证

山药茯苓茶

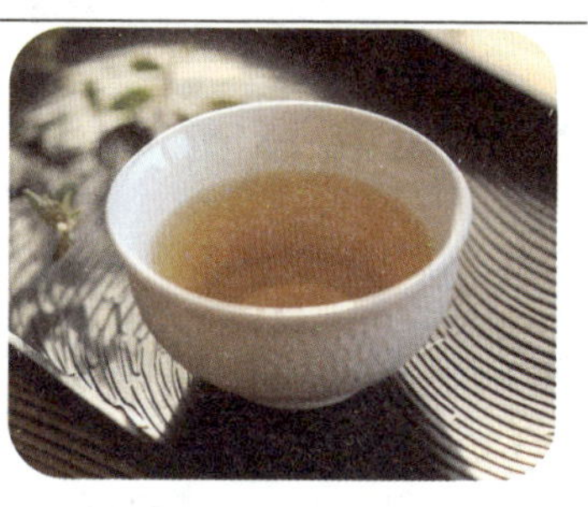

食材： 山药10克，茯苓10克。

做法： 将山药和茯苓洗净，磨成粉放入杯中，加入沸水冲泡，代茶饮用。

山药枸杞粥

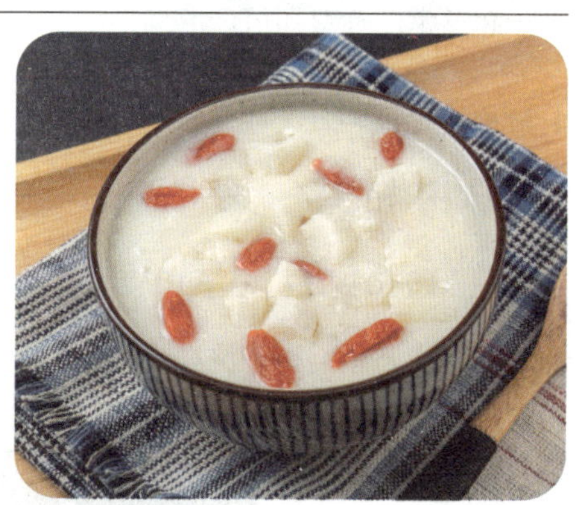

食材： 山药30克，枸杞子15克，粳米50克，清水适量。

做法： 将山药去皮切小块，枸杞子洗净，与粳米一起放入锅中，加适量清水煮粥，煮熟即可。

3.肾精亏虚证

枸杞熟地茶

食材：枸杞子10克，熟地黄10克。

做法：将枸杞子和熟地黄洗净，放入杯中，加入沸水冲泡，代茶饮用。

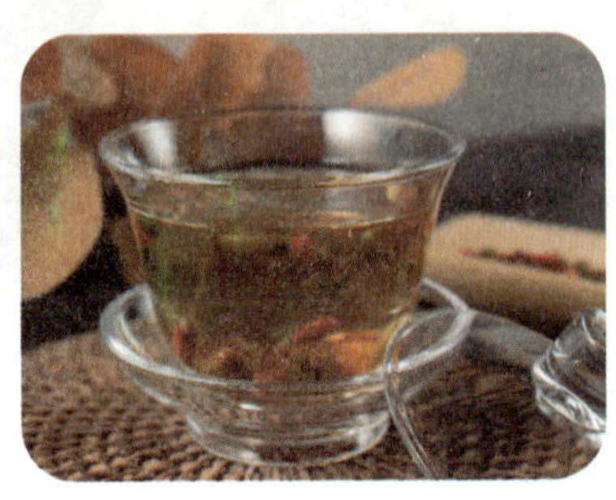

黑芝麻核桃粥

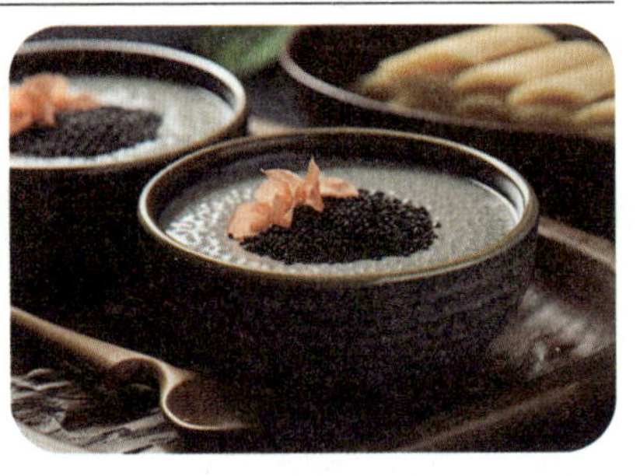

食材：黑芝麻15克，核桃10克，粳米50克。

做法：将黑芝麻和核桃炒香研磨成粉，与粳米一起煮粥，煮熟即可。

4.肝血不足证

当归枸杞茶

食材：当归10克，枸杞子10克。

做法：将当归和枸杞子洗净，放入杯中，加入沸水冲泡，代茶饮用。

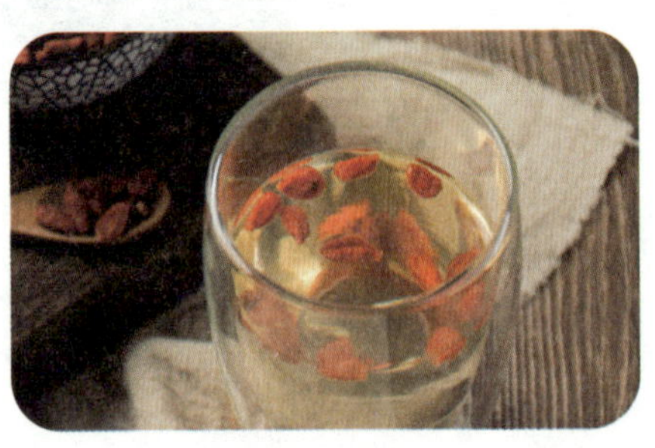

枸杞红枣炖猪肝

食材： 新鲜猪肝300克，枸杞子、红枣、姜片、清水、料酒、葱花、盐各适量。

做法： 选新鲜猪肝洗净切片，先用料酒、姜片腌渍去腥；再将适量枸杞子、红枣与猪肝一同放入砂锅，加适量清水，小火慢炖至猪肝熟透，最后撒点葱花，加少许盐调味即可。

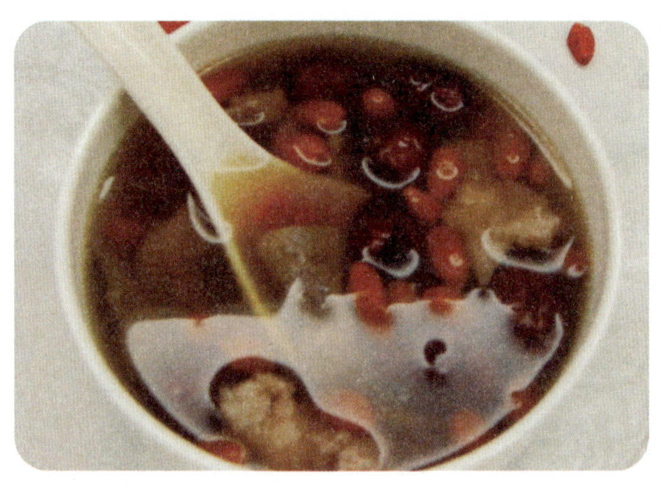

小贴士：贫血饮食小禁忌

1. 避免过量摄入高钙食物

   高钙食物会影响铁的吸收，尤其是在同一餐食中。

   代表食物：牛奶、乳制品、奶酪等。

2. 避免饮用茶和咖啡

   茶和咖啡中含有鞣酸，会影响铁的吸收。

   代表饮品：红茶、绿茶、咖啡等。

3. 避免过多摄入含草酸的食物

   草酸会与铁结合形成不溶性复合物，影响铁的吸收。

   代表食物：苋菜、甜菜等。

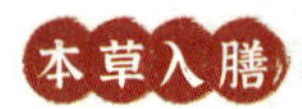

4 避免过度摄入磷酸盐

磷酸盐会影响铁的吸收。

代表食物：碳酸饮料、加工肉制品等。

5 避免过量摄入维生素E

过量的维生素E会影响铁的吸收和利用。

代表食物：植物油、坚果等。

6 避免食用辛辣刺激性食物

辛辣刺激性食物会影响消化功能，不利于营养物质的吸收。

代表食物：辣椒、胡椒、姜、大蒜等。

7 控制脂肪摄入

高脂肪饮食会影响铁的吸收，同时增加胃肠负担。

代表食物：油炸食品、肥肉、奶油等。

第七章

经典药膳食疗介绍

第一节

中医药膳及经典食疗方

中医药学在治疗各种疾病时展现出其良好的疗效，同时，也倡导“药食同源”的理念，强调通过日常饮食的调养来达到身心的和谐与健康。药膳食疗正是这一理念的生动实践，它将中药材的性味归经与食物的营养成分巧妙结合，通过炖、煮、蒸、炒等多种烹饪方式，使药材的药效得以温和释放，与食物的鲜美相得益彰，从而实现了“寓医于食，药借食力，食助药威”的效果。

这些药膳食疗配方，不仅让人在品尝美味的同时获得了健康，还传承了中华民族悠久的饮食文化与养生智慧。它们或能补气养血，滋养五脏六腑；或能清热解毒，调节身体机能；或能安神益智，缓解精神压力。每一种药膳食疗配方都蕴含着深厚的中医药学理论与实践经验，是中华民族宝贵的文化遗产。

中医药膳种类繁多，一般按药膳品种、功效等进行分类。

根据药膳的品种可以分成汤、菜肴、粥、膏、茶、药酒、饭食、汁饮、糖果、羹、糕等。根据药膳的功效可以分为解表药膳、祛风湿药膳、芳香化湿药膳、理气药膳、消食药膳、驱虫药膳、止血药膳、化痰止咳平喘药膳、安神药膳、补气药膳等。

药膳食疗要遵循因证施膳、因时施膳、因人施膳、因质施膳的原则，根据不同的症状，不同的季节气候特点，不同性别、年龄和生理病理阶段，不同体

质，不同区域的地理环境特点来选用药膳食疗。

一 经典食疗方介绍

青头鸭羹

食材：青头鸭1只，胡萝卜250克，冬瓜250克，食盐适量。

做法及用法：青头鸭洗净，去肠杂，胡萝卜、冬瓜洗净切片。将青头鸭放入砂锅内，加适量清水。武火煮开后，改用文火，鸭肉煮至半熟时，再放入胡萝卜、冬瓜，继续煮至鸭熟后加食盐少许调味。空腹食肉饮汤或佐餐食用。

功效：清热利湿，健脾和中。

禁忌：脾胃虚寒致腹痛、腹泻，或虚寒痛经、月经不调者禁用。

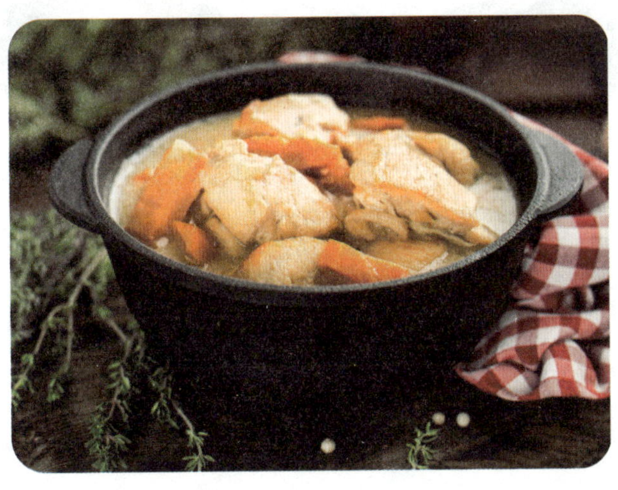

蜜蒸百合

食材：百合10克，蜂蜜50克，红枣5克，枸杞子10克。

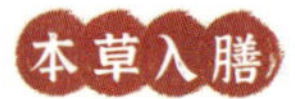

做法及用法： 将百合、红枣、枸杞子洗净后加入蜂蜜搅拌均匀。将混合后的食材放入容器中，隔水蒸熟即可。随时含服，慢慢吞咽。

功效： 润肺止咳，滋阴益气。

禁忌：脾虚便溏者不宜食用。

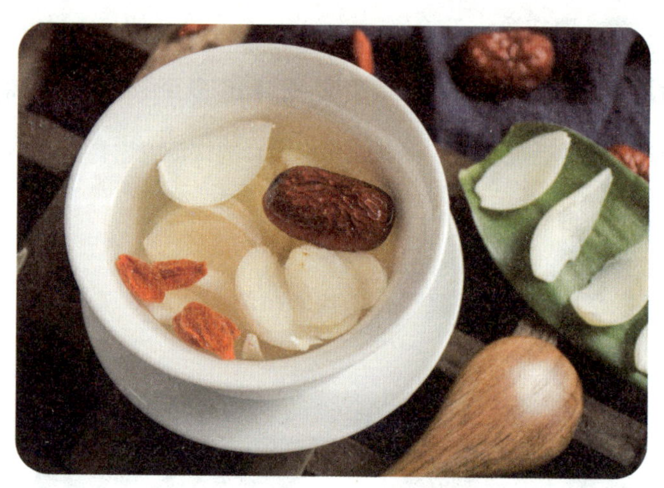

八珍糕

食材： 人参100克，山药180克，芡实180克，茯苓180克，莲子肉100克，糯米1000克，粳米1000克，白糖500克，蜂蜜200克。

做法及用法： 将以上人参等各药分别研为末，糯米、粳米如常法磨制成粉，将所有粉末放入盆内。蜂蜜、白糖混匀，加水适量煨化，与粉料相拌和匀。摊铺蒸笼内压紧，蒸糕，糕熟切块，火上烘干，放入瓷器收贮。每日早、晚空腹各食30克。

功效：补中益气，补脾肺肾，收涩止泻。

禁忌：食滞者不宜食用。

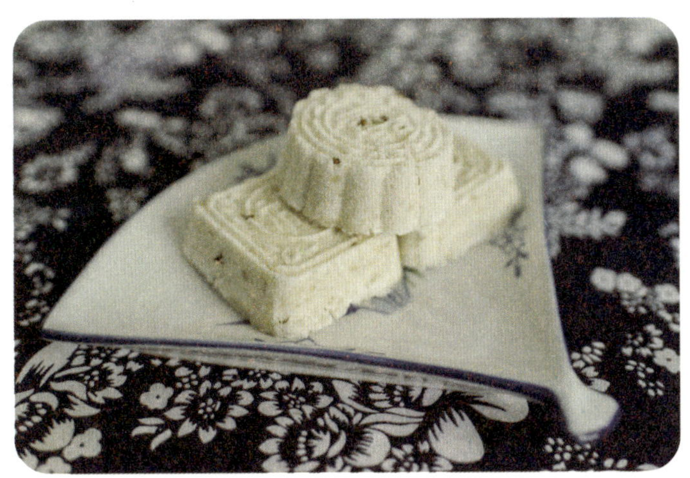

第二节

经典药膳汤剂与粥品

在浩瀚的中华医学宝库中，中医药膳汤剂与粥品以其独特的理论体系、丰富的实践经验和良好的疗效，成为中华民族养生保健、防治疾病的重要手段之一。药膳汤剂与粥品，顾名思义，是将中药材与食材巧妙结合，通过煎煮等方式制成的汤液和粥，旨在通过食疗的方式调节人体机能，达到预防疾病、增强体质、促进康复的目的。

甘麦大枣汤

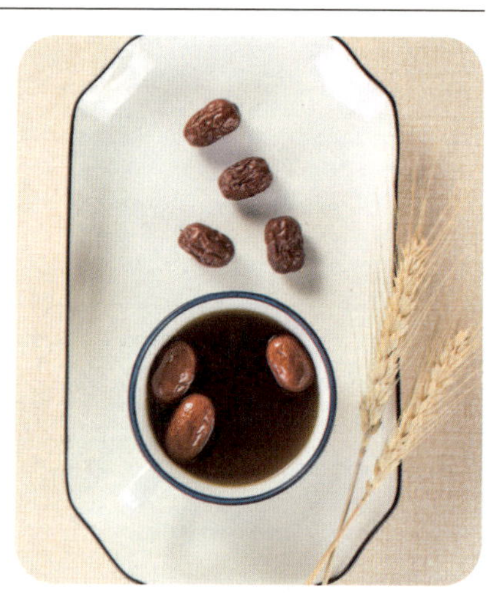

食材：甘草10克，小麦100克，大枣10枚，清水500毫升。

做法及用法：将甘草放入砂锅内，加清水500毫升，大火烧开，小火煎至200毫升，过滤取汁留用。将大枣洗净去杂质，与小麦一同入锅加水慢火煮至麦熟，加入甘草汁，再煮沸后即可食用。空腹温热服。

功效：养心安神，和中缓急。

禁忌：湿盛脘腹胀满者忌服。

薏苡仁粥

食材：薏苡仁30克，粳米60克，食盐5克，味精2克，香油3克，清水适量。

做法及用法：将薏苡仁洗净捣碎，粳米淘洗干净，同入煲内，加清水适量，共煮为粥。粥熟后调入食盐、味精、香油即可。温热食之，日服2次。

功效：利水渗湿，健脾和胃。

禁忌：孕妇慎用。

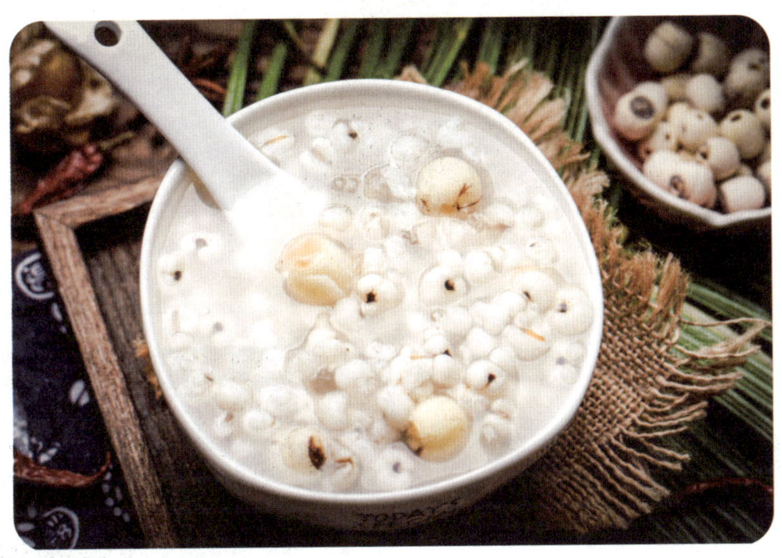

须问汤

食材：生姜6克，大枣50克（去核干用），白盐60克（炒黄），炙甘草30克，丁香、木香各1.5克，去白的陈皮适量。

做法及用法：以上食材放在一起捣碎，制成末，服用的时候，用水冲服粉末。

功效：补脾和胃，益气养血。

禁忌：热性体质、上火者及孕妇慎用。

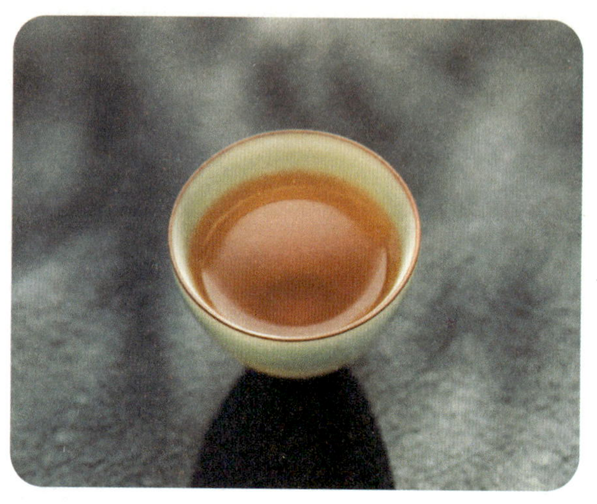

人参莲肉汤

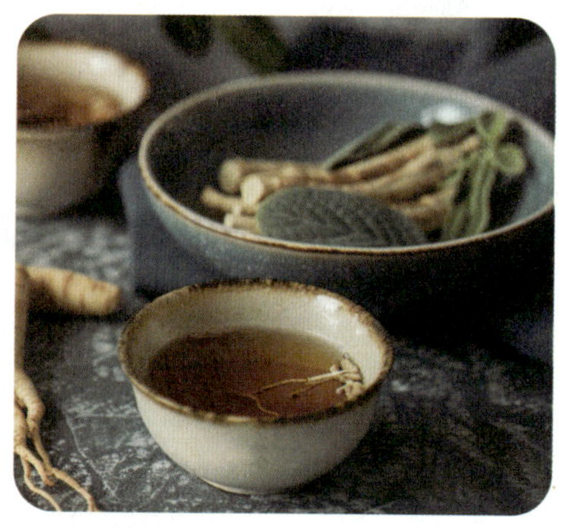

食材：人参10克，莲子15枚，冰糖30克。

做法及用法：将人参与切碎的去心莲子肉放碗内，加适量水浸泡至透，再加入冰糖。置蒸锅内隔水蒸炖1小时左右，食用时，吃莲子喝汤。人参可连用3次，第3次可连同人参一起吃完。

功效：补气益脾，养心益肾。

禁忌：中满痞胀者、大便燥结者不宜服用，不可同时服食生萝卜及浓茶。

瓜皮茅根粥

食材： 西瓜皮100克，白茅根、赤小豆各30克，粳米50克。

做法及用法： 将白茅根煎取汁。西瓜皮削去外面青皮切小块。将白茅根汁、赤小豆、西瓜皮、粳米同煮成粥。佐餐食用。

功效： 清热凉血，利尿通淋。

禁忌：脾胃虚寒者忌食。

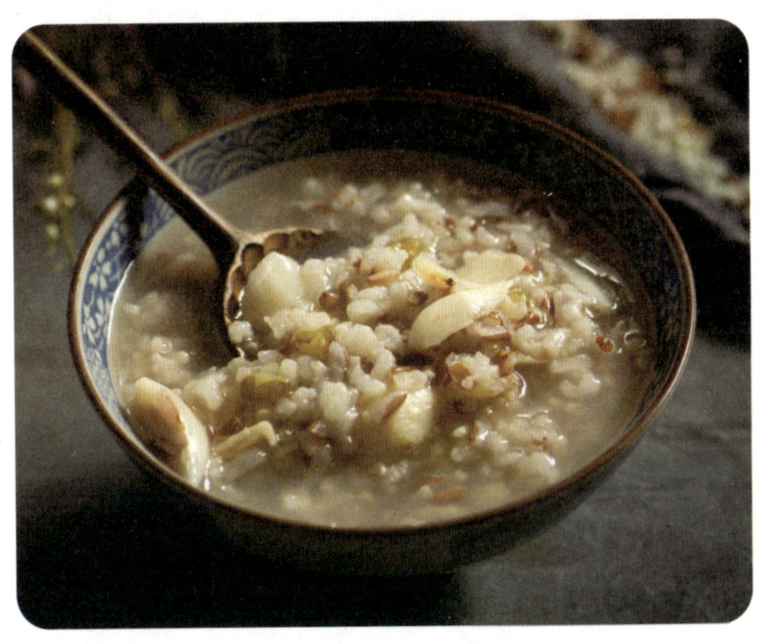

菊苗粥

食材： 菊花苗30克，粳米100克。

做法及用法： 将菊花苗洗净、切碎，备用。锅内加水适量，武火煮开，将洗净

的粳米和菊花苗放入锅内，改用文火，煮至米熟烂即成。温热服用，分2次食用。

功效：清肝明目。

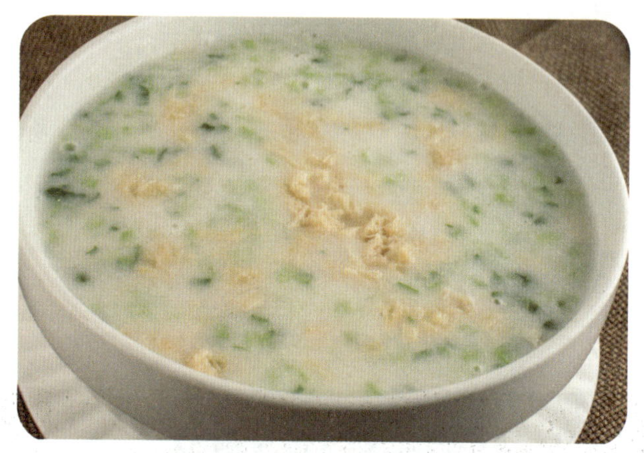

五神汤

食材：荆芥、紫苏叶各10克，茶叶6克，生姜10克，冰糖30克。

做法及用法：冰糖加水适量，烧沸，使冰糖溶解。荆芥、紫苏叶、茶叶、生姜加入另一锅中，加适量水，文火煎沸。倒入冰糖溶液搅匀即成，趁温热时饮。

功效：散寒解表。

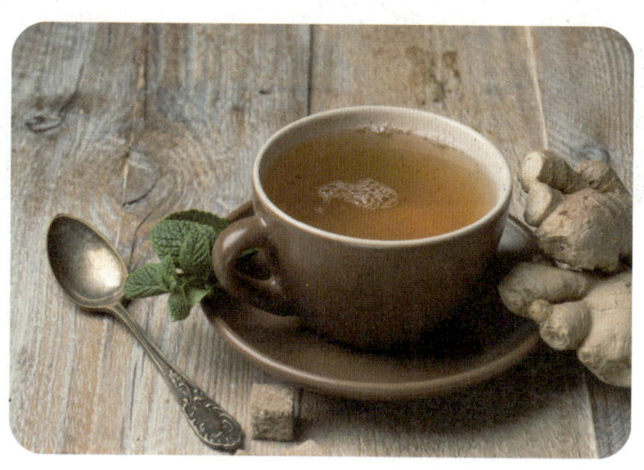

补虚正气粥

食材：炙黄芪30克，人参3克，粳米100克，白糖、葱花各适量。

做法及用法：将炙黄芪、人参切成薄片，用冷水浸泡半小时后，放入砂锅煎沸，改用小火炖成浓汁，取汁后，再加水煎取二汁，去滓。将两煎药液合并，分2份，于每日早、晚同粳米加水适量煮粥。粥成后，加入白糖少许，稍煮，点缀葱花即可。每日服1剂，3～5天为一个疗程，间隔2～3天后再服。人参亦可研末，调入粥中煎煮服食。

功效：补中益气，补脾益肺。

禁忌：忌食萝卜、茶叶；热证、实证者忌服。

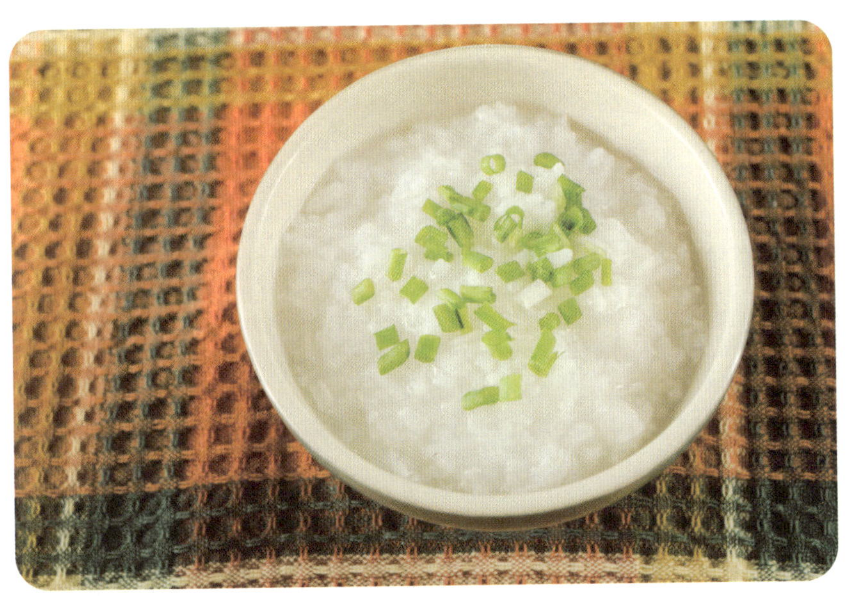

小贴士：

粥做起来简单方便，能补益脾胃、促进消化，添加不同的食材更能获得不同的补益效果。但是喝粥看似简单，实则学问多多。

1. 熬粥的器具尽量使用砂锅。新米熬粥的清香味更浓。
2. 在用粳米、糯米等谷类熬粥时，可添加豆类、干果等辅料，以增加食疗功效和风味。
3. 尽量一次性将水加足，通常来说，50克米约加200毫升水，少加糖或不加糖。
4. 应避免喝粥时吃过于油腻或黏性大的食物，以免导致消化不良。
5. 只喝粥不能获得充足的营养，顿顿喝粥尤不可取，应注意营养均衡，糖尿病患者喝粥须适量。

第三节

经典药膳饮品

古人在制熟水时，额外添入某些植物或果实，经煎泡而成为饮品或汤水，风味宜人，兼具一定的保健功效，深受人们的喜爱。

五汁饮

食材： 梨、荸荠各500克，鲜芦根100克，鲜麦门冬50克（干品减半），藕500克。

做法及用法： 梨去皮、核，荸荠去皮，鲜芦根洗净，鲜麦门冬切碎，藕去皮、节。然后以洁净纱布分别绞取汁液。将绞取好的汁液一同放入容器内和匀。一般宜凉饮，不喜凉者可隔水炖，温服。无鲜芦根、鲜麦门冬，可选用干品另煎合服。

功效： 清热润燥，养阴生津。

禁忌：素体阳虚或脾胃虚寒者不宜多服。

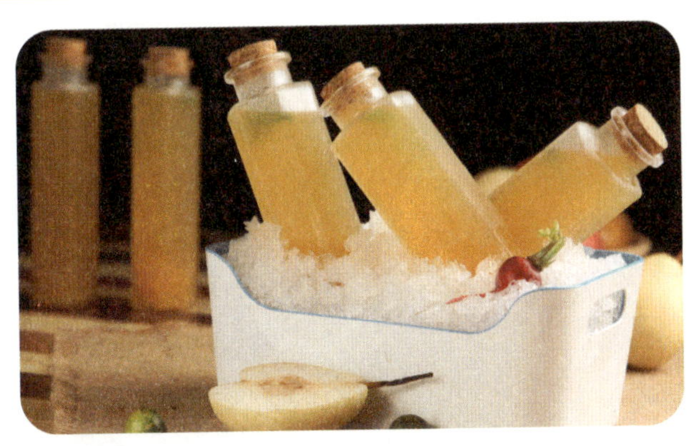

姜糖苏叶饮

食材：生姜3克，紫苏叶3克，红糖15克。

做法及用法：将生姜、紫苏叶洗净，切成细丝，同置茶杯内，加沸水浸泡5～10分钟。放红糖拌匀即成。每日2次，趁温热时服。

功效：发汗解表，温中止呕。

禁忌：素体阴虚、湿热内蕴、外感风热者忌用。

桑白皮枇杷饮

食材：桑白皮15克，枇杷叶15克。

做法及用法：先将桑白皮洗净，切段；枇杷叶晒干，刷去毛，洗净，切碎，蜜炙。将桑白皮和枇杷叶放入锅内，加适量水，煎煮30分钟，去渣取汁即成。每日代茶饮。

功效：清热止咳，泻肺平喘。

禁忌：风寒咳嗽者慎服。

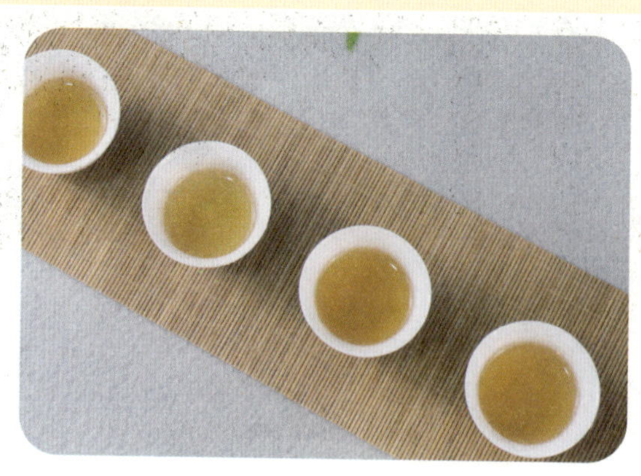

茯苓皮饮

食材：茯苓皮10克，椒目6克。

做法及用法：椒目捣碎，与切丁的茯苓皮一同放入砂锅，加水400毫升，煮取200毫升，取汁去渣。代茶饮。

功效：利水消肿。

禁忌：阴虚火旺者不宜服。

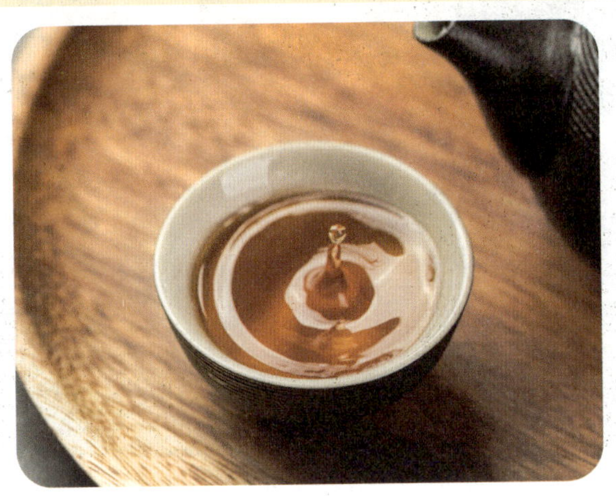

菊花绿茶饮

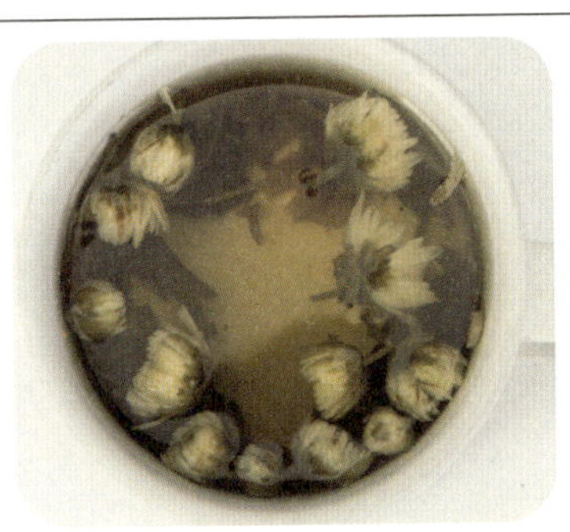

食材：菊花3克，绿茶3克。

做法及用法：将以上两味食材放入瓷杯中，用沸水冲泡，密闭浸泡5～10分钟即可。代茶饮。

功效：清热解毒，清肝明目。

禁忌：本品味苦性偏寒，脾胃虚寒者慎用。

生脉饮

食材：人参10克，麦门冬15克，五味子10克。

做法及用法：上述食材水煎取汁，不拘时温服。

功效：益气养阴。

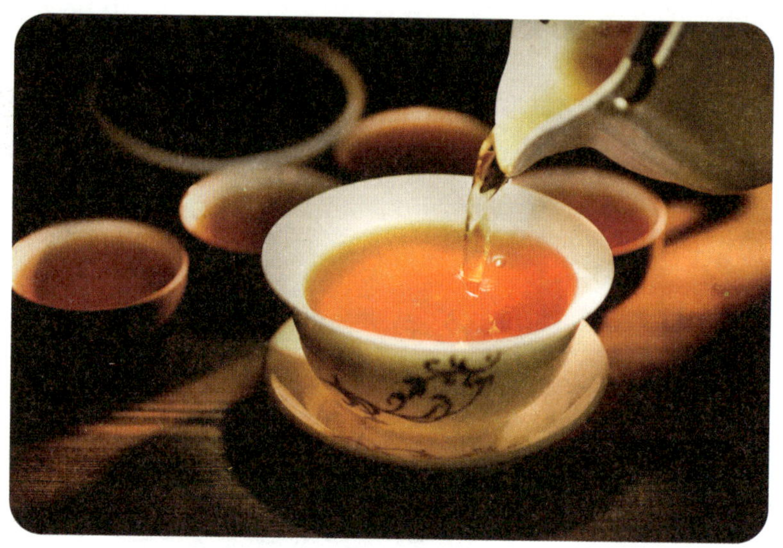

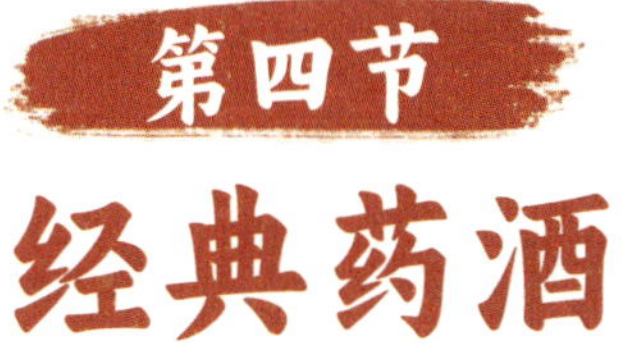

第四节

经典药酒

中医药酒的历史悠久，与酒的发明和发展密不可分。我国作为世界上最早酿酒的国家之一，早在商代以前，酒就已经出现。中医理论认为，酒性温，味辛而苦甘，具有温通血脉、宣散药力、温暖肠胃、祛散风寒等功效。因此，将中药材与酒相结合，制成药酒，成为一种独特的中医药剂型。

五加皮酒

食材： 五加皮60克，当归、牛膝各60克，糯米1000克，甜酒曲适量。

做法及用法： 将五加皮洗净，刮去骨质部分，与当归、牛膝一起放入砂锅内同煎40分钟。去渣取汁，再以药汁、糯米、甜酒曲酿酒。每次服10～30毫升，每日早、晚服用。

功效： 祛湿止痛，滋补肝肾。

禁忌：凡湿热或阴虚火旺者不宜多饮或久服。

红颜酒

食材：核桃仁、红枣各60克，甜杏仁、酥油各30克，白蜜80克，黄酒1500毫升。

做法及用法：先将核桃仁、红枣捣碎；甜杏仁去皮尖，加入水中煮四五沸，晒干并捣碎；将白蜜、酥油溶开后加入黄酒中。随后将核桃仁、红枣、甜杏仁放入黄酒内，浸7天后开取。每日早、晚空腹饮用，每服10～20毫升。

功效：滋补肺肾，补益脾胃。

禁忌：阴虚火旺者忌服。

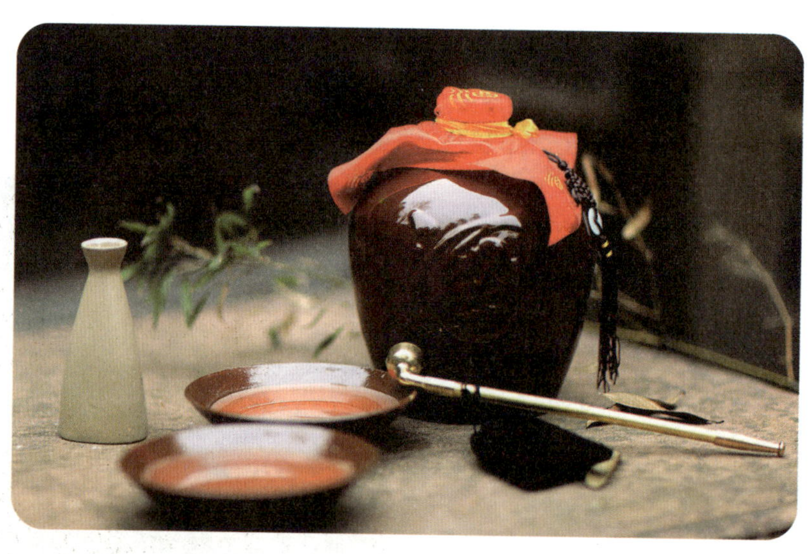

红花当归酒

食材：红花100克，当归50克，桂皮50克，赤芍50克，40°白酒适量。

做法及用法：将上述食材干燥并研磨成粗末，装入纱布袋内，用40°白酒1升浸渍10～15天，补充一些40°白酒续浸3～5天，滤过，添加40°白酒至1升即得。每日3～4次，每次服10～20毫升，亦可外用涂擦跌打扭伤但未破之患处。

功效：活血祛瘀，调经止痛。

禁忌：阴虚火旺者不宜服用，孕妇慎服。

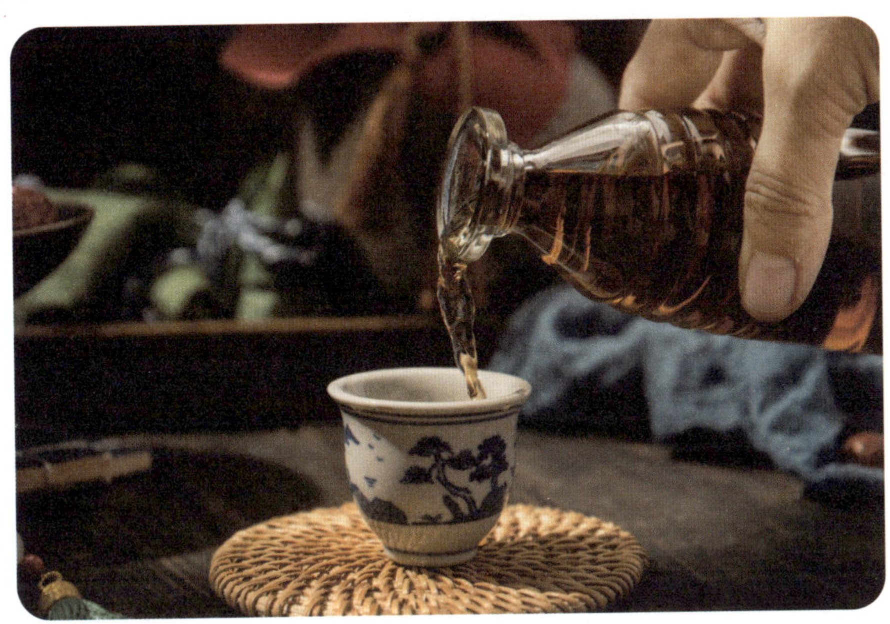

归圆杞菊酒

食材：当归30克，桂圆（龙眼肉）240克，枸杞子120克，甘菊花30克，白酒3500毫升，烧酒1500毫升。

做法及用法：当归、桂圆、枸杞子、甘菊花用绢袋盛之，悬于坛中。再入白酒、烧酒，封固，贮藏1月余即可饮用。不拘时随意饮之。

功效：补肾滋精，益肝补血。

禁忌：湿热、痰饮者不宜服用。

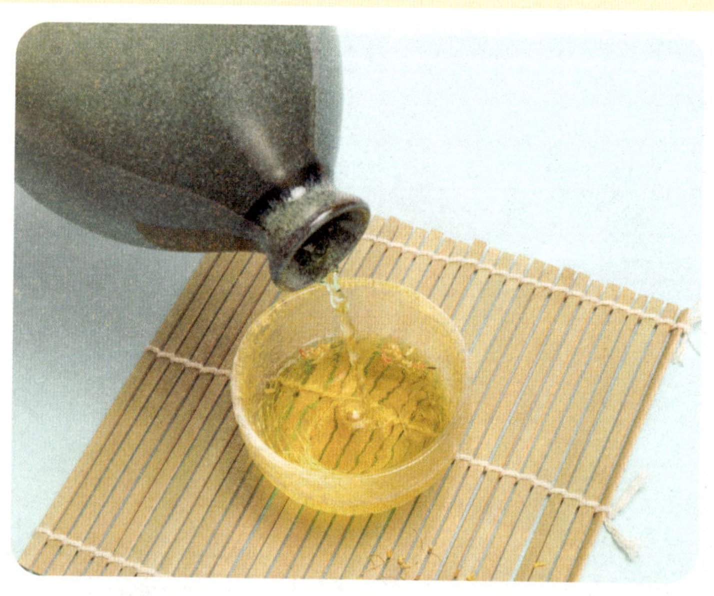

小贴士

中国有着数千年的酿酒历史，人们利用谷物制成酒曲，再借助酒曲中的酶将谷物原料糖化发酵而成为酒。关于酒曲的最早文字记载可见于《尚书》中的“若作酒醴，尔惟曲蘖”。较常见的酒有白酒、黄酒、啤酒、果酒，它们的酿制工艺、风味各不相同。

表 7-1 常见酒的区别

品种	区别
白酒	蒸馏酒，以粮谷为主原料，经糖化发酵、蒸馏、陈酿和勾兑制成，外观无色（或微黄）透明，入口绵甜，馥郁芳香，酒精的含量较高
黄酒	以谷物为原料，借助曲或酒母糖化发酵而成
啤酒	以麦芽、啤酒花、水为原料，经发酵而成，富含二氧化碳，酒精度数不高
果酒	以葡萄、石榴、苹果等水果为原料，经发酵制作果酒，色泽各异，带有水果的风味特征，酒精度数不高

第五节

中医食疗的禁忌与误区

中医食疗作为中国传统医学的重要组成部分，通过食物与中药材的巧妙结合，达到调理身体、预防疾病的目的。然而，在享受食疗带来的益处时，也需警惕其中的禁忌与误区，以免适得其反。

一 中医食疗的禁忌

1.药物与食物的相克

中医讲究药物的相生相克。例如，猪肉反乌梅、桔梗、黄连等；羊肉反半夏、菖蒲；鲫鱼忌麦门冬。这些禁忌提醒我们，在食用某些食物时，应避免同时摄入与之相克的药物或食材，以免产生不良反应。

2.食物之间的配伍禁忌

除了药物与食物的相克外，食物之间的配伍也有讲究。如猪肉忌鸽肉、鲫鱼；羊肉忌醋；狗肉忌蒜等。这些禁忌虽然在现代科学中可能缺乏充分的证据，但在中医理论中仍被视为重要参考，应予以重视。

3.疾病与食物的禁忌

中医还强调某种疾病应忌食某类食物。如肝病忌辛辣，心病忌咸，水肿忌盐，胆病忌油腻等。这些禁忌基于中医的五行学说和脏腑理论，旨在通过调整饮食来辅助治疗疾病。

除了以上禁忌之外，还应该根据季节、个人体质和地域的不同，选择不同的药膳食疗方法。

二 中医食疗的常见误区

误区一：只要是食疗就安全无毒

食疗虽然以食物为基础，但其中的药材或特殊食材也可能含有一定的药效成分。当这些成分含量达到一定水平时，就可能产生毒性。因此，食疗并非绝对安全无毒，需要根据个人体质和病情适量食用。

误区二：无论什么人都可以用同样的食疗方

中医强调辨证施治，根据每个人的体质、病情和年龄等因素制订个性化的食疗方案。因此，不能盲目跟风使用相同的食疗方，否则可能适得其反。

误区三：进补多多益善

有些人认为进补越多越好，但实际上，过度进补可能会导致营养过剩，加重身体负担。例如，长期大量食用高热量、高蛋白的药膳可能导致肥胖、消化不良等问题。

误区四：盲目跟风

一些人看到某种药膳效果好，就盲目跟风食用，忽视了自身的实际需要。每个人的体质和健康状况不同，适合别人的药膳未必适合自己，盲目跟风可能适得其反。

误区五：忽视医生建议

中医食疗应在医生的指导下进行。许多人在进行食疗时，忽视了专业医生的建议，自己随意搭配食材，这样可能导致不良后果。在进行中医食疗前，最好咨询专业医生，根据自身情况制订合适的食疗方案。

三 科学应用中医食疗的建议

了解个人体质和病情：在应用中医食疗前，应首先了解自己的体质和病情，以便选择合适的食疗方案。

咨询专业人士：在制订食疗方案时，最好咨询中医医生或营养师等专业人士的意见，以确保方案的合理性和有效性。

适量食用：食疗并非越多越好，而是应根据个人体质和病情适量食用，过量食用可能导致不良反应或加重病情。

持之以恒：食疗需要长期坚持才能取得效果。因此，应保持耐心和恒心，按照方案持续进行。

附录

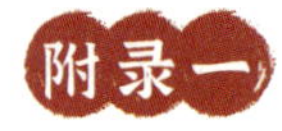

食物GI（血糖生成指数）速查表

食物类	食物名称	GI
谷物及制品	小麦（整粒、煮）	41.0
	面条（强化蛋白质，细煮）	27.0
	面条（全麦粉，细）	37.0
	面条（白细，煮）	41.0
	面条（硬质小麦粉，细煮）	55.0
	线面条（实心，细）	35.0
	通心面（管状，粗）	45.0
	面条（小麦粉，硬，扁粗）	46.0
	面条（硬质小麦粉，加鸡蛋，粗）	49.0
	面条（硬质小麦粉，细）	55.0
	馒头（富强粉）	88.0
	粗麦粉（蒸）	65.0
	烙饼	80.0
	油条	75.0
	大米粥（普通）	69.0
	大米饭	83.2
	黏米饭（含直链淀粉高，煮）	50.0
	黏米饭（含直链淀粉低，煮）	88.0
	黑米饭	55.0

（续表）

食物类	食物名称	GI
谷物及制品	速冻米饭	87.0
	稻麸	19.0
	糯米饭	87.0
	大米糯米粥	65.0
	黑米粥	42.0
	大麦（整粒，煮）	25.0
	大麦粉	66.0
	黑麦（整粒，煮）	34.0
	玉米（甜，煮）	55.0
	玉米面（粗粉，煮）	68.0
	玉米面粥	50.0
	玉米糁粥	51.0
	玉米片（市售）	79.0
	玉米片（高纤维素，市售）	74.0
	小米（煮）	71.0
	小米粥	60.0
	米饼	82.0
	荞麦（黄）	54.0
	荞麦面条	59.0
	荞麦面馒头	67.0

（续表）

食物类	食物名称	GI
谷物及制品	燕麦麸	55.0
薯类淀粉及制品	马铃薯	62.0
	马铃薯（煮）	66.0
	马铃薯（烤）	60.0
	马铃薯（蒸）	65.0
	马铃薯（用微波炉烤）	82.0
	马铃薯（烧烤，无油脂）	85.0
	马铃薯泥	87.0
	马铃薯粉条	13.6
	马铃薯片（油炸）	60.0
	甘薯（山芋）	54.0
	甘薯（红，煮）	77.0
	炸薯条	60.0
	藕粉	33.0
	苕粉	35.0
	粉丝汤（豌豆）	32.0
豆类及制品	黄豆（浸泡）	18.0
	黄豆（罐头）	14.0
	黄豆挂面（有面粉）	67.0
	豆腐（炖）	32.0

（续表）

食物类	食物名称	GI
豆类及制品	豆腐（冻）	22.0
	豆腐干	24.0
	绿豆	27.0
	绿豆挂面	33.0
	蚕豆（五香）	17.0
	扁豆	38.0
	扁豆（红，小）	26.0
	扁豆（绿，小）	30.0
	扁豆（绿，小，罐头）	52.0
	小扁豆汤（罐头）	44.0
	利马豆（棉豆）	31.0
	利马豆（加5克蔗糖）	30.0
	利马豆（加10克蔗糖）	31.0
	利马豆（嫩，冷冻）	32.0
	鹰嘴豆	33.0
	鹰嘴豆（罐头）	42.0
	咖喱鹰嘴豆（罐头）	41.0
	青刀豆	39.0
	青刀头（罐头）	45.0
	豌豆	42.0

（续表）

食物类	食物名称	GI
豆类及制品	黑马诺豆	46.0
	黑豆汤	46.0
	四季豆	27.0
	四季豆（高压处理）	34.0
	四季豆（罐头）	52.0
蔬菜类	甜菜	64.0
	胡萝卜（金笋）	71.0
	南瓜	75.0
	麝香瓜	65.0
	山药	51.0
	雪魔芋	17.0
	芋头（蒸）	48.0
	朝鲜蓟	15
	芦笋	15
	绿菜花	15
	菜花	15
	芹菜	15
	黄瓜	15
	茄子	15
	鲜青豆	15

（续表）

食物类	食物名称	GI
蔬菜类	莴笋	15
	生菜	15
	青椒	15
	西红柿	15
	菠菜	15
水果及制品	苹果	36.0
	梨	36.0
	桃	28.0
	桃（罐头，含果汁）	30.0
	桃（罐头，含糖浓度低）	52.0
	桃（罐头，含糖浓度高）	58.0
	杏干	31.0
	杏罐头，含淡味果汁	64.0
	李子	24.0
	樱桃	22.0
	葡萄	43.0
	葡萄干	64.0
	葡萄（淡黄色，小，无核）	56.0
	猕猴桃	52.0
	柑	43.0

（续表）

食物类	食物名称	GI
水果及制品	柚	25.0
	巴婆果	58.0
	菠萝	66.0
	杧果	55.0
	芭蕉（甘蕉，板蕉）	53.0
	香蕉	52.0
	香蕉（生）	30.0
	西瓜	72.0
乳及乳制品	牛奶	27.6
	牛奶（加糖和巧克力）	34.0
	牛奶（加人工甜味剂和巧克力）	24.0
	全脂牛奶	27.0
	脱脂牛奶	32.0
	低脂奶粉	11.9
	降糖奶粉	26.0
	老年奶粉	40.0
	克糖奶粉	47.6
	酸奶（加糖）	48.0
	酸乳酪（普通）	36.0
	酸乳酪（低脂）	33.0

（续表）

食物类	食物名称	GI
乳及乳制品	酸乳酪（低脂，加人工甜味剂）	14.0
	豆奶	19.0

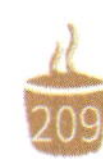

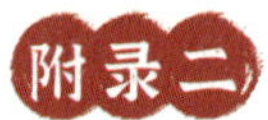

常见食物嘌呤含量速查表(单位:毫克/100克)

食物种类	食物名称	嘌呤含量	食物种类	食物名称	嘌呤含量
谷类及制品	面包(带皮)	51	蔬菜类及制品	胡萝卜	17
	油条	19		苦瓜	12
	粽子	12		油菜	17
	花卷	45		黄瓜	11
	全麦粉	42		生菜	16
	黑米	63		尖椒	6
	玉米面	12		茼蒿	15
	糯米	50		白萝卜	11
	大米	44		青椒	6
	大麦	47		冬瓜	1
	馒头	27		大白菜	14
	小米	20		油麦菜	13
	燕麦	59		豆角	40
	荞麦	34		竹笋	13
	薏米	15		黄豆芽	29
干豆类及制品	黄豆	218		莴笋	12
	黑豆	170		绿豆芽	11
	绿豆	196		菠菜	8
	内酯豆腐	100		南瓜	29

（续表）

食物种类	食物名称	嘌呤含量	食物种类	食物名称	嘌呤含量
蔬菜类及制品	西红柿	17	菌藻类	金针菇（鲜）	59
	丝瓜	14	水果及制品	香梨	5
	莲藕	10		苹果	1
坚果、种子类	松子（熟）	75		桃	14
	野生榛子（熟）	76		大枣	13
	花生（熟）	85		樱桃	11
	开心果（熟）	70		杨梅	10
	腰果（熟）	80		李子	5
	杏仁（熟）	32		杏	5
	黑芝麻（熟）	43		提子	9
	白芝麻（熟）	66		蜜橘	9
	碧根果（熟）	32		火龙果	13
	核桃（熟）	40		大杧果	12
菌藻类	鲍鱼菇（干）	424		菠萝	11
	木耳（干）	166		香蕉	7
	银耳（干）	124		西瓜	6
	平菇（鲜）	89	畜禽肉类及制品	猪肝	275
	香菇（鲜）	37		牛肉	105
	竹荪（干）	285		鸡胸	208
	紫菜（干）	415		牛肉汤	70

（续表）

食物种类	食物名称	嘌呤含量	食物种类	食物名称	嘌呤含量
畜禽肉类及制品	鸡心	168	鱼虾蟹贝类	刀鱼	161
	猪血	40		鲜对虾	101.5
	羊肉串（熟）	223		皮皮虾（生）	254
	猪肉	138		青虾	180
	猪耳朵（熟）	114		八爪鱼	198
	羊肉（生）	109		小龙虾	174
	鸭肠（熟）	346		河鲈鱼	133
	烧鸭（熟）	88		金鲳鱼	130
	牛肉干	127		海鲈鱼	227
	鹅肝	377		鳝鱼	127
鱼虾蟹贝类	鲅鱼（烤）	452		大闸蟹（熟）	121
	草鱼	134		桂鱼	121
	鳕鱼（烤）	230		鳗鱼	117
	河蟹（生）	147		牡蛎	242
	鲅鱼	214		甲鱼	110
	黑鱼（熟）	214		三文鱼	168
	鲤鱼	122		烤虾	389
	生蚝	282		江虾（熟）	265
	鱼片（烤）	188		鱿鱼	244
	扇贝	235		鱿鱼丝	106
	鲽鱼	175		燕窝	10